SHODENSHA
SHINSHO

医者が自分の家族だけにすすめること

北條元治

はじめに

134万1000人、726万500人——。これは、厚生労働省が二〇一一年に公表した推計患者数で、前者は病院や一般診療所の入院患者数、後者は同（歯科診療所を含む）外来《がいらい》患者数です。つまり、国民1億2000万人のうち、860万1500人もの人たちが、病院や診療所でなんらかの治療を受けているわけです。

読者のみなさんも、医療機関で治療された経験があると思いますが、ほとんどの人は医師の言うままに検査を受け、手術や投薬治療を受けたのではないでしょうか。しかし、その治療法が、自分に本当に適しているか、と疑ったことがありますか？

私は二〇一四年に、『医者が家族だけにはすすめないこと』を著《あらわ》し、一般の人が病院にかかると「8割の人は得をするが、2割の人は損をする」と主張しました。

それは、患者さんの多くが「標準治療」を受けているからです。標準治療とは、「エビデンス・ベースド・メディスン（科学的根拠にもとづく医療）」にもとづいて、糖尿病、高血圧、心臓病、腎臓病《じんぞうびょう》などといった病気の専門医を集めた学会の「治療ガイドライン」に沿った治療法であり、およそ80％以上の患者さんに有効とされています。

たとえば、がん治療なども、「日本癌《がん》学会」などが定めたガイドラインに沿って、手術療法、抗がん剤治療、放射線療法などの画一的《かくいつてき》な治療が選択されているわけです。

しかし、医師からすすめられた治療を受けても、20％の患者さんは治《なお》らない、という事実をどのように考えたらいいのでしょうか。

「医学がいくら進歩しても、治らないこともある」「80％の患者に有効なら、優秀な治療法ではないか」と思う人がいるかもしれません。では、もし不幸にも損をする20％に入ってしまったら、「それはしかたがない」と思える人がどれだけいるでしょうか。その病気が命にかかわる場合ならば、「後悔してもしきれない」状況に置かれ、やがて「藁《わら》にもすがる治療」や「一《いち》か八《ばち》かの治療」を選択する人が多いのではないでしょうか。

つまり、医師のすすめる治療法をそのまま信じるのではなく、自分の病状、症状、年齢、家庭環境などに照らし合わせ、「医師に手術をすすめられたけど、本当にそれでいいのだろうか」と、時には疑うことも必要なのです。

これは病院選びも同様です。以前、某有名大学医学部教授の母親が病気になった時、その大学病院に入院させなかった話を聞いたことがあります。つまり、どんなに評判の良い病院でも、内部から見れば「家族の治療は任せられない」診療科目もあるのです。

本書は、もし私や家族が病気にかかったらどのような治療を選択するか、どのように家族を救うか、医師に人生を決められるより自分で決めたい、病院は生きるためのひとつの道具である、という視点で書き進めています。

私は現在、医師として臨床《りんしょう》現場に立つと同時に、二〇〇四年に起業した再生医療事業の経営者を務めていますが、リアルな本音を綴《つづ》ったつもりです。

なお、私のすすめる治療や選択がすべての人に当てはまるわけではありません。もし、現在、なんらかの病気で治療を受けており、治療法に疑問を持つ人がいれば、主治医に相談したり、セカンドオピニオンを求めたりして、より自分に適した医療を受けていただくことを望みます。

北條《ほうじょう》 元治《もとはる》

二〇一六年二月

目次

第1章 生活習慣

第2章 体質

第3章 治すべき病気

第4章 つきあっていく病気

第5章 がん

第6章 薬

第7章 健康診断・病院

企画協力……………山岸　潮
編集協力……………佐々木重之
図表作成……………篠　宏行
本文デザイン………盛川和洋

第1章

生活習慣

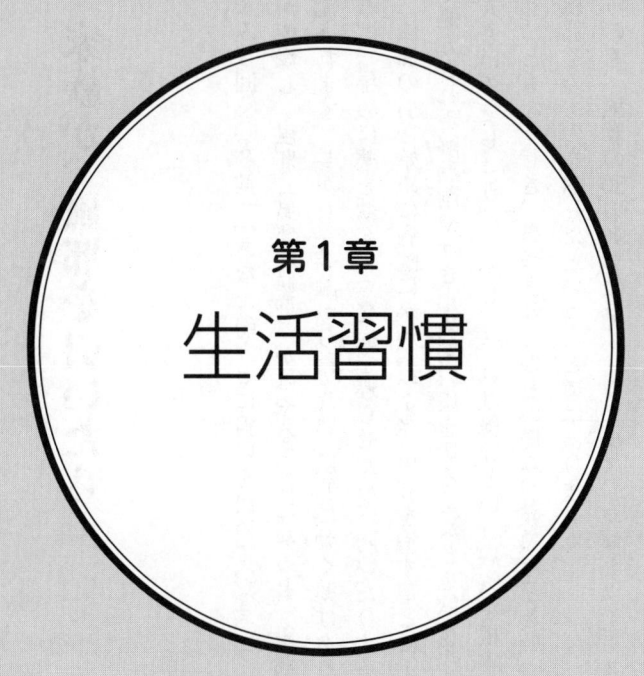

1 家族が、風邪《かぜ》を引いたら

「くしゃみ3回○○3錠」「あなたのカゼに狙《ねら》いを決めて○○○ブロック」

空気が乾燥し、風邪（風邪症候群）がはやる季節になると、風邪薬のCMがさかんにテレビで流されます。しかし、結論から言えば、風邪に効《き》く薬はありません。一度、風邪に感染すれば、早めに薬を飲んでも発症を遅らせたり、防いだりすることはできません。

また、風邪の引き始めに病院にかかっても、風邪を治すことは不可能です。なかには、「病院で処方された解熱剤《げねつざい》やせき止め薬、痰《たん》を切る薬などを飲んだら、症状が楽になった」という人もいるでしょう。しかし、それは風邪という病気を根本的に治したわけではなく、風邪にともなうせき、鼻づまり、のどの痛み、発熱などといった諸症状を緩和《かんわ》しただけで、風邪そのものを治したということではありません。

というのも、風邪の80～90％はライノウイルス、コロナウイルス、パラインフルエンザウイルス、RSウイルス、インフルエンザウイルス、アデノウイルスなどに感染することにより発症し、その原因ウイルスの数は200～300種類とされています。

しかし、抗ウイルス薬として確立しているのは、インフルエンザウイルス（後述）に対する「タミフル」「リレンザ」「イナビル」「ラピアクタ」という4種類の薬だけ。つまり、普通の風邪を引き起こす多くのウイルスに対し、有効な薬はないということですから、著《いちじる》しく進化した現代の医学でも、「風邪を治す薬はない」し、「風邪を治せる医者もいない」ということです。

では、風邪を引いてしまったら、どうすればよいのでしょうか。風邪の治療の基本は、言い古された言葉ですが「休養と栄養」しかありません。体内のウイルスと戦う白血球などをサポートし、体の免疫能《めんえきのう》（生体が本来持っている抵抗力）を高めるためには、体を休め、十分な栄養を摂《と》ることが一番です。

私は風邪を引いた時、のどの乾燥を防ぐためにマスクを着用することはあっても、医療機関で受診することはありませんし、家族にもすすめません。熱があってつらい時は解熱鎮痛薬《ちんつうやく》、せきがひどい場合は鎮咳去痰薬《ちんがいきょたんやく》を服用することはありますが、基本的に仕事をしつつ、食事も入浴も普通にしています。

ちなみに、以前は「風邪を引いて熱がある時は入浴を控えるべき」と言われていましたが、医学的に根拠はありません。体に負担のかかる長湯《ながゆ》は避《さ》けるべきですが、私は適度な入浴であればいいと思います。

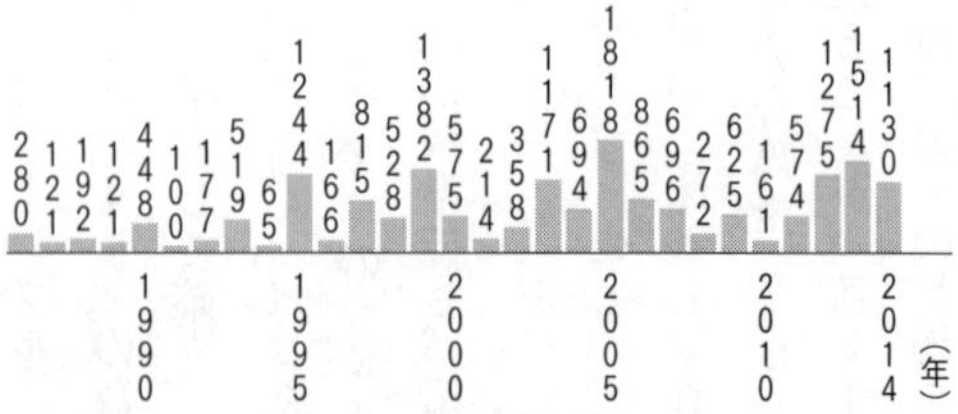

「人口動態統計」、国立感染症研究所感染症情報センター月報より）

ただし、39℃以上の高熱が2日以上続く時や、発症後4～5日経《た》っても症状が改善しない場合は、二次感染の恐れがあるので、医療機関で抗生物質《こうせいぶっしつ》の投与を受けたほうがいいでしょう。二次感染とは、風邪により体が弱り、肺や気管支《きかんし》に「バイ菌」と呼ばれる細菌が増殖し、肺炎、気管支炎などを発症することです。抵抗力の弱い高齢者や乳幼児などは、特に注意が必要です。

また、風邪の症状によく似た初発《しょはつ》症状を示す病気として、風疹《ふうしん》、急性肝炎《かんえん》、肺結核、肺がん、髄膜炎《ずいまくえん》、腎盂腎炎《じんうじんえん》などが知られています。

図表1　インフルエンザによる死亡者数(日本)

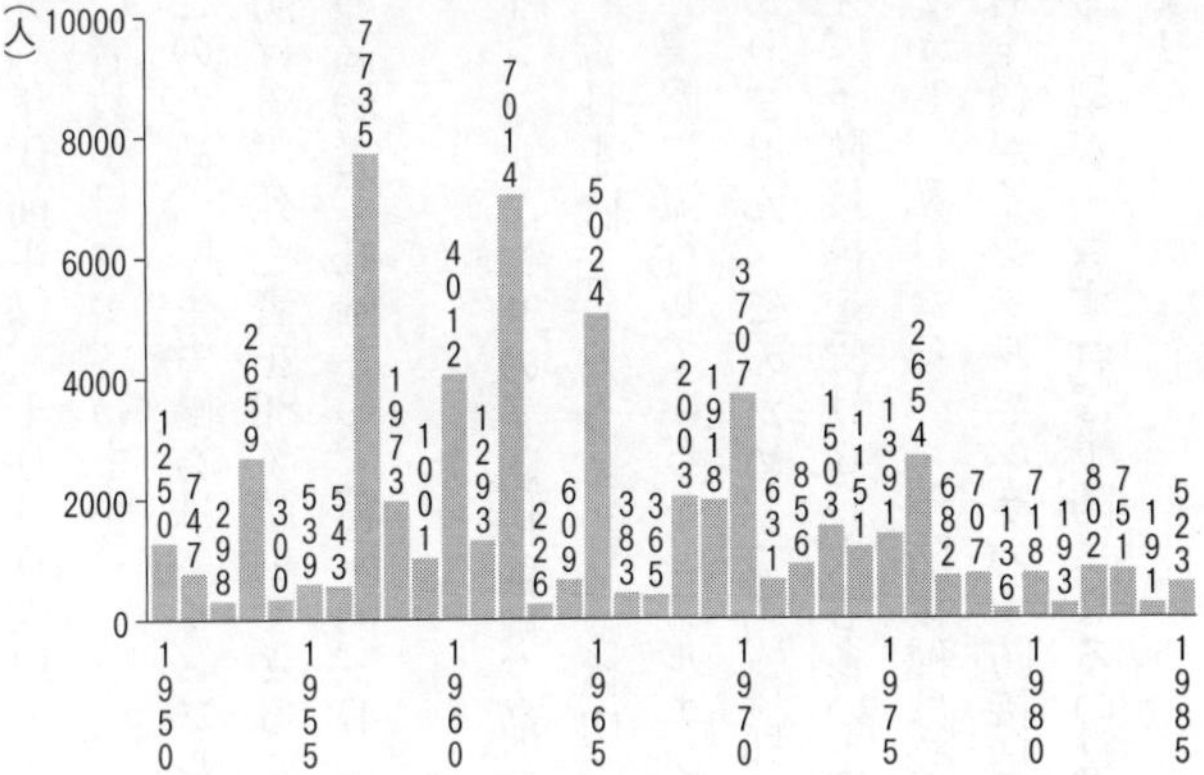

(厚生労働省

もし、しつこいせき、発熱、頭痛、のどの痛みが長期的に続く場合は、これらの病気が隠れている可能性もあるので、早めに精密検査を受けるようにしてください。

インフルエンザの予防接種は受けるべきか？

古くは二十世紀初頭に大流行し、全世界で2500万人が死亡したスペイン風邪、そして毎年流行するA型香港《ホンコン》、A型ソ連、B型など季節性インフルエンザは、現代の人類にも大きな脅威を与えています。

図表1は、インフルエンザによる日本人の死亡者数です。一九五七年の「アジア風邪」で7735人が犠牲になったあと、一九七〇年代まで死亡者数は減少傾向をたどり、一九八〇〜一

九九〇年代前半は、1000人以下にとどまっていましたが、近年は65歳以上の高齢者の死亡者数が目立っています。

このため、厚生労働省は「インフルエンザに感染しても、予防接種をしていれば重症化が防げる。死亡者を80％減少できる」として、インフルエンザの予防接種を、ハイリスク群の高齢者、妊婦さん、糖尿病、心・腎疾患《しっかん》を持っている人たちにさかんにすすめています。

インフルエンザの予防接種は、前述したインフルエンザウイルスへの抗体《こうたい》を作るために、毒性を除去したウイルス（体内で増殖しない不活化《ふかつか》ワクチン）を皮下《ひか》注射するのですが、実際に流行しているインフルエンザウイルスとワクチンの型が違えば、ほとんど効果はありません。このため、「予防接種の効果は20～30％だから、受けても意味がない」と考え、予防接種を受けない人も多いようです。

しかし、私はなるべく予防接種は受けたほうがよいと思っています。私の会社では、希望者全員がインフルエンザの予防接種を無料で受けることができます。たとえ確率が低くても、型が一致すれば予防になるのはもちろん重症化を防ぐのですから、受けても損はありません。

以前、私の家族がインフルエンザにかかり、1週間以上寝込んだことがありました。しかし、予防接種を受けていた私は、感染することはありませんでした。したがって、高齢者や子どもはもちろん、体力に自信のあるビジネスマンも、インフルエンザの予防接種を受けたほうがいいのです。

2 家族が、ケガをしたら

擦《す》り傷や切り傷が絶《た》えない元気なお子さんがいる家庭には、消毒薬や絆創膏《ばんそうこう》（「バンドエイド」「カットバン」など）が常備されているのではないでしょうか。そして、病院にかかるほどでもない小さな切り傷などは消毒後、できるだけ早くガーゼや絆創膏をはがしたほうが傷によい、と信じている人が多いようです。

しかし、傷口を乾燥させたほうが早く治る、というのは本当でしょうか。私が子どもの頃は、赤チン（水銀問題で一九七〇年代に製造中止）などが大活躍したものですが、現代の医学では赤チンによる消毒はもちろんのこと、傷口を乾燥させると皮膚《ひふ》の再生が遅くなるのが常識です。

さらに、実際の外科の現場でも、手術後に傷の消毒をする病院はほとんどなくなり、手術の種類によっては傷を医療用ラップで密閉し、1週間ほどそのまま放置する医療施設が

図表2　皮膚《ひふ》の構造

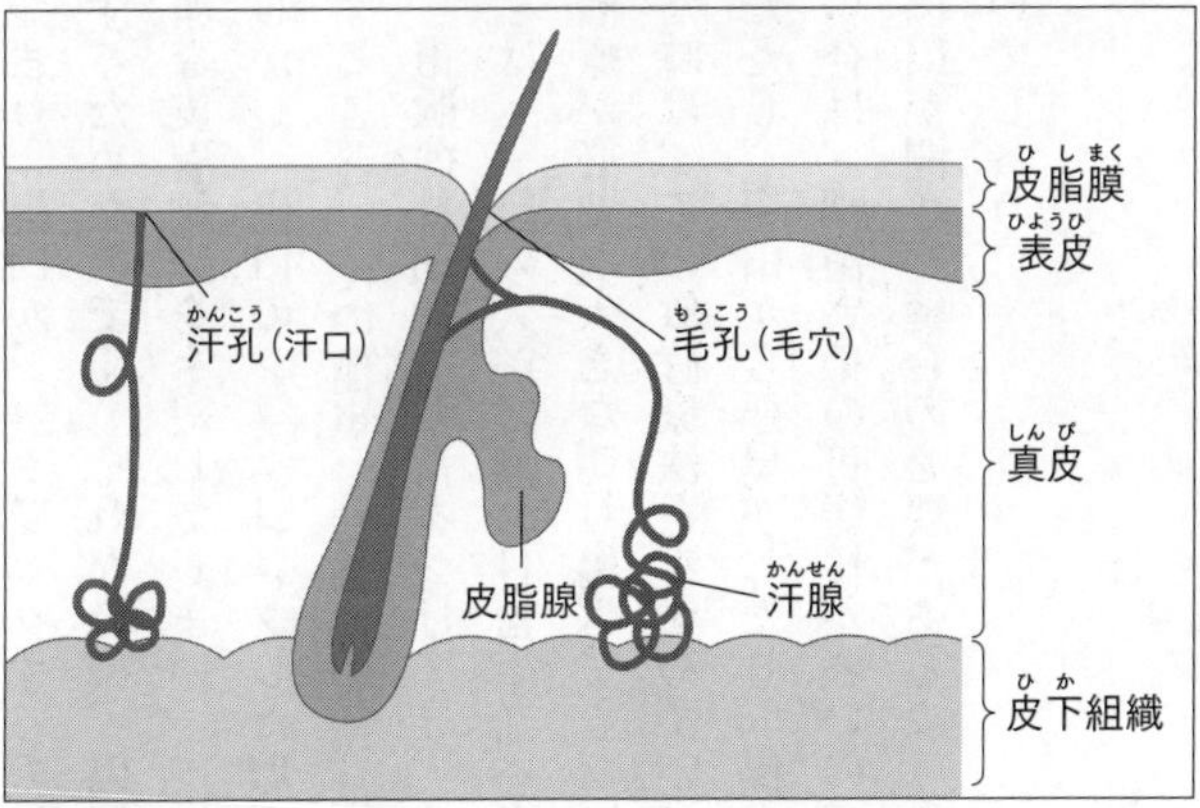

多くなっています。

読者のみなさんは、そんなことで術後の大きな傷が治るのか、と意外に思われるかもしれません。しかし、この処置は、皮膚の再生医療に取り組んでいる私から見ても、切り傷の再生（皮膚の再生）メカニズムに則《そく》した適切かつ合理的な治療法なのです。

人間の皮膚は、図表2のようになっています。擦り傷など軽いケガは表面だけが傷つき、その下の真皮《しんぴ》が露出している状態です。この場合、傷の周囲の健康な細胞が、露出した真皮の上を這《は》うように覆《おお》い、やがて皮膚は再生します。

さらに、真皮まで傷ついた深い傷は、まず肉芽《にくげ》組織で覆われ、次にこの肉芽組織を利用して、周囲の細胞が欠損部に移動して傷を治します。

つまり、傷口がジュクジュクするのは、健康な表皮細胞や真皮細胞が傷ついた部位を修復するためなのです。それなのに、傷口を消毒したり、乾燥させたりすると、傷の周囲の健康な皮膚細胞をも殺してしまい、皮膚の再生を妨《さまた》げます。

しかし、傷口のジュクジュクした環境は細菌も好むので、細菌を繁殖させないように注意すること。その簡単で有効な方法は、傷を作った直後に水道水で傷口を洗い流したあと、市販の絆創膏や軟膏《なんこう》をつけて3、4日放置するだけです。

私は、一般の人が普通の日常生活を送る（戦争や交通事故にまきこまれない）限り、病院で治療が必要な大きな切り傷はできないと考えています。このため、家族や社員がケガをした時は、この放置療法をすすめています。

ただし、傷口から悪臭がしたり、傷の周囲が赤く腫《は》れてきたり、痛みをともなったりした場合は、細菌感染の可能性が強いので、すぐに病院へ行ってください。また、大きな傷や傷口が開き、縫合《ほうごう》の必要があるような場合は、病院にかかり外科的処置を受けたほうがよいでしょう。

火傷《やけど》のふたつの対処法

火傷をしたら、まず冷《ひ》やす。これはもはや、一般の家庭でも常識でしょう。確かに、火傷の初期治療は冷やすことが有効ですが、問題は、その冷やし方。なかには、氷水《こおりみず》で冷やしたり、氷嚢《ひょうのう》を患部に直接あてたりする人がいるようですが、これはあまりおすすめできません。

患部に直接、氷などをあてると、水疱《すいほう》を破ったり、新しい傷を作ったりするので好ましくありません。この時、患部に水疱が認められても、水疱は傷口を保護する役割があるので、潰《つぶ》さずに前述のラップなどを巻いて保護します。

また、衣服の上から熱湯がかかったような場合は、服を脱がさずにそのまま水をかけて冷やしてください。無理に服を脱がすと、皮膚が一緒にはがれて患部に大きなダメージを与えることがあるので、くれぐれも注意しましょう。

では、病院に行かなければならない火傷とは、どのようなものでしょうか。火傷は、図表3のようにⅠ～Ⅲ度まで分類されます。もし、あなたの火傷がⅢ度以上（欠損深度3㎜以上）であれば、すぐに病院で治療を受けたほうがいいでしょう。しかし、火傷をした直後にどの程度の火傷かを判断するのは、負傷した本人はもちろん皮膚科の医師でも難しい

図表3　火傷《やけど》の深度分類

深度	傷害組織	外見	症状	治療期間
Ⅰ度	表皮のみ	発赤《はつせき》、紅斑《こうはん》	疼痛《とうつう》、熱感《ねつかん》	数日
浅達性《せんたつせい》Ⅱ度	真皮浅層《せんそう》まで	水疱《すいほう》	強い疼痛、灼熱感《しやくねつかん》、知覚鈍麻《ちかくどんま》	約10日間
深達性《しんたつせい》Ⅱ度	真皮深層《しんそう》まで	水疱、びらん	激しい疼痛、灼熱感、知覚鈍麻	約３週間
Ⅲ度	真皮全層《ぜんそう》、皮下組織	変色、ただれ、壊死《えし》、炭化《たんか》	無痛	１～２カ月以上

のが現状です。

　では、病院にかかるかどうか、どのように判断したらよいのでしょうか。

　それは、火傷の範囲です。真夏の海水浴などによる日焼け（この場合Ⅰ度。水疱があればⅡ度）などを除き、調理中の火や熱湯などで火傷をした時、その負傷範囲が直径５㎝を超える場合は、前述のように水道水で冷却したあと、病院で治療を受けたほうがいいでしょう。

　そして、手のひらサイズの水疱ができた場合は、ただちに病院へ行ってください。

3 家族が、肩こり、腰痛がひどかったら

厚生労働省の統計によると、日本人の男性、女性にかかわらず、肩こり、腰痛に悩む人が多くなっているようです。

肩こり、腰痛の原因は、運動不足、デスクワークの増加、ストレス、眼精疲労などさまざまですし、「人間が二足歩行をしている限り、避けては通れない症状」と、身《み》も蓋《ふた》もない意見を述べる研究者もいるほどです。

私も、肩こり、腰痛で病院にかかるかどうかを判断する基準は「日常生活が制限されているか否《いな》か」だと思います。逆に言えば、肩こりや腰痛で寝込むほどの症状でなければ、病院に行っても原因の多くはわからないし、治療法もないのが実情です。

最近の研究によれば、「腰痛の80%は原因がわからない」と言われており、「肩こりの原因は筋肉のこりではなく、筋膜《きんまく》にできたシワが原因」「肩こりの原因の80%は脳が感じて

いるだけ」との報告もあります。つまり、「病《やまい》は気《き》から」を地《じ》でいくのが肩こり、腰痛というわけです。

ですから、自分の肩こり、腰痛の原因がわからないという人がほとんどだと思います。

そうであれば、極論を言うようですが、日常生活に支障のない肩こり、腰痛は病院の整形外科にかかり、温熱療法（超短波療法や赤外線療法）や理学療法（マッサージや運動療法）を受けてもあまり意味はありませんし、症状が緩和する可能性は低いと思います。

それより、腕のいい整体師や整骨院での施術や、心理の専門家のカウンセリングを受けたほうが、一時的であったとしても肩や腰の症状を緩和するかもしれません。

したがって、ＭＲＩ（Magnetic Resonance Imaging／核磁気《かくじき》共鳴断層画像）やＣＴ（Computed Tomography／コンピューター断層撮影法）などの検査により、異常が認められない限り、日常生活を維持できる万年肩こりや腰痛とは、いわゆる「こり性《しょう》」「腰痛持ち」として、今後もつきあっていくしかないと私は思います。これは、肩こりや腰痛に悩む私の部下や家族にも言っていることです。

図表4　肩こり、腰痛に隠れている病気

肩こり	貧血、蓄膿症《ちくのうしょう》、虫歯、歯周病、慢性扁桃炎《へんとうえん》、低血圧、高血圧、大動脈瘤《だいどうみゃくりゅう》、膵炎《すいえん》、心筋梗塞《しんきんこうそく》、更年期障害、胸膜炎《きょうまくえん》、肺結核、胆石《たんせき》、胆嚢炎《たんのうえん》、狭心症《きょうしんしょう》、がん
腰痛	慢性胃炎、胃潰瘍《いかいよう》、十二指腸潰瘍、胆嚢炎、胆石症、胆《たん》道結石《どうけつせき》、慢性膵炎、腎盂腎炎《じんうじんえん》、腎臓がん、尿路《にょうろ》結石、尿《にょう》管《かん》がん、膀胱《ぼうこう》がん、子宮筋腫《しきゅうきんしゅ》、子宮がん、卵巣嚢腫《のうしゅ》、卵巣炎、腹部大動脈瘤、帯状疱疹《たいじょうほうしん》による神経痛

肩こり、腰痛に潜《ひそ》む怖い病気

ただし、思いあたるフシもないのに、急に肩こりや腰痛が生《しょう》じた場合は注意が必要です。たとえば、肩こりの陰《かげ》に、大動脈瘤《だいどうみゃくりゅう》（33で詳述）、乳がん、肺がん、膵炎《すいえん》、心《しん》筋梗塞《きんこうそく》などの命にかかわる重篤《じゅうとく》な病気が隠れているかもしれません。また、急に腰が痛むようになった場合、胃、腎臓、肝臓、大腸などに危険な病気が潜んでいる可能性もあります（図表4）。

とはいえ、肩こり、腰痛を感じた際、多くの人が最初に整形外科を受診するのではないでしょうか。そして、原因もわからないまま対症療法を受け続け、やがて乳がんや膵《すい》臓《ぞう》がんと診断される……。

これでは、患者さんは救われませんが、担当医師にとっても青天《せいてん》の霹靂《へきれき》です。というのも、整形外科医が肩こりや背部痛が慢性膵炎、乳がん、肺がんの放散痛《ほうさんつう》（原因部位か

ら離れた部位に出現する痛み）と見抜くことは非常に難しいのです。

もちろん、医師は知識として、慢性膵炎や肺がんにともない肩こりが現われることを知っていますが、肩こりや腰痛の80％は原因不明という現状では、どうしても整形外科的な原因を見つけようと思うでしょうし、肩こり、腰痛の患者さんに「内科や呼吸器科で再検査を受けてください」と言いづらいのも事実です。

しかし、単なる肩こりや腰痛と思っていた患者さんが、実は命にかかわる重篤な病気を持っていた、というケースも現実的に存在します。

そのような患者さんにあたってしまうことを、医師の間では内々に「ババを引いた」と表現します。患者さんは「ババとはなんだ。バカにするな」「今になって肺がんとは……ヤブ医者め」と怒るでしょうが、これは、原因不明の肩こり、腰痛の治療にあたる整形外科にかかわらず、よく見られるケースです。

肩こりや腰痛の症状が固定化しており、悪化もしなければ、それほど心配な症状ではありません。しかし、日々悪化したり、日々症状が変動したりするなどであれば、他科を受診したり、正直に担当医にそのことを報告したりするべきでしょう。

これは余談ですが、椎間板《ついかんばん》ヘルニア、脊柱管狭窄症《せきちゅうかんきょうさくしょう》、腰椎《ようつい》すべり症など器質的《きしつてき》な疾患には、外科的手術が選択されることが多いのですが、もし、私や家族がこれらの疾患に襲《おそ》われた時、「手術を受けるか、受けさせるかどうかはケースバイケース」と言わざるを得ません。

というのも、「手術は成功した」が、「患者さんはまだ痛みやシビレを感じている」という症例もあるからです。

いっぽう、慢性的な肩こりに対する外科的な手術はありません。ただ、眼瞼下垂《がんけんかすい》（まぶたが垂《た》れ下がる症状）により、絶えず上目づかい（首をいつも持ち上げている状態）でいるために肩こりを起こしている場合は、垂れ下がったまぶたを切除することにより肩こりを緩和する、といった療法を採用している医療機関もあります。自分の肩こりの原因を究明し、該当《がいとう》するなら、この手術を選択してもいいかもしれません。

4 家族が、頭痛に悩まされていたら

肩こりや腰痛と並《なら》び、日本人を悩ませている頭痛。今や15歳以上の日本人の3人に1人が、「検査を受けても特に異常のない頭痛」に悩まされていると言われています。

これらは、いわゆる「頭痛持ちの頭痛」とされ、その代表が片頭痛《へんずつう》、緊張型頭痛、群発《ぐんぱつ》頭痛の3種です。一般的には、これらを混同して「片頭痛」と言う人が多いのですが、医学的には「一次性頭痛（原因疾患が不明の頭痛）」と言い、その特徴ごとに病名は区別されています（図表5）。これらの頭痛は、どんなにつらくても死に至ることはありません。

それに対し、「二次性頭痛（原因疾患が明らかな頭痛）」と言われるものには、脳出血、くも膜下《まくか》出血、脳梗塞《のうこうそく》、脳腫瘍《のうしゅよう》、髄膜炎など。放置しておくと死に至ったり、重い後遺症を残したりする危険な病気が原因で引き起こされる頭痛です。したがって、ふだん頭痛を感じない人が突然激しい頭痛や頭部に違和感を覚えた場合は、急いで病院に行き、精密検

図表5　一次性頭痛の分類

病名	原因	症状	対策
片頭痛《へんずつう》	脳内の血管が拡張し、周囲の炎症によって神経が刺激されて起こるのではないかと考えられている。ストレスや疲労のほか、女性に多いことから、女性ホルモンがかかわっていると見られている	・ズキズキと脈打つような強い痛み ・光や音の刺激に敏感になり、吐《は》き気《け》などをともなう ・頭や体を動かすと、頭に響《ひび》き、さらに頭痛がひどくなる ・頭痛の前兆として、視野のなかに光が現われることもある	・痛む部分を冷やし、横になり、休む ・頭痛が起きている時は、血管を拡《ひろ》げる入浴、運動、マッサージなどは厳禁
緊張型頭痛	精神的ストレスや長時間のデスクワークなどで同じ姿勢を続けることにより、頭や首周りの筋血行《きんけつこう》が悪くなり、首や頭の筋肉が緊張することで起こる	・後頭部を中心に頭全体が締めつけられるような重苦しい痛み ・肩や首のこり	・入浴などで首や肩周辺を温《あたた》めたり、ストレッチやマッサージで筋肉の緊張をほぐす ・長時間同じ姿勢を続けたり、ストレスを溜《た》め込まないようにする
群発頭痛《ぐんぱつ》	目の後部を通る内《ない》頸動脈《けいどうみゃく》の拡張が発症にかかわっているのではないかと考えられている。体内時計が関係しているのではないかとも言われている	・「目をえぐられるような」と表現される激しい痛み ・一度症状が出始めると、1～2カ月間、毎日のように同じ時間に頭痛が現われる	・痛みがある時期は、飲酒や喫煙は控える ・規則正しい生活を心がける

※この他に片頭痛・緊張型頭痛混合タイプ、穿刺様《せんしよう》頭痛、咳嗽性《がいそうせい》頭痛、性行為にともなう頭痛などがある

査を受けなければなりません。

では、一次性頭痛にはどのように対処したらよいのでしょうか。頭痛と無縁の人は「いくら頭痛がひどくても死ぬことがないのに、大げさな」と軽く考えるかもしれませんが、頭痛持ちの人にとっては切実な問題です。

しかし、結論から言えば、肩こり、腰痛と同様に「日常生活に支障がないのであれば、対症療法を行ない、気長につきあっていくしかない」と私は思います。

とはいえ、頭痛がひどくて会社や学校を休んだ、家事がまったくできないということが頻繁《ひんぱん》に起こるケースでは、痛みの前兆があった時や、痛みの初期段階で市販の鎮痛剤を服用するのもひとつの手段です。

ここで注意したいのは、痛みが緩和されないからと薬を使いすぎたり、飲みすぎたりしないこと。いくら市販薬（40で詳述）とはいえ、薬を乱用すると「薬物《やくぶつ》乱用頭痛」という二次性頭痛に移行する危険性があるからです。ただ、1カ月に4～5回程度、処方箋《しょほうせん》の規定量の服用であれば問題ないと思います。

さらに、頭痛を〝やり過《す》ごすためのテクニック〟を身につける必要もあるでしょう。たとえば片頭痛の発作時は、こめかみを押さえて血流を阻害したり、こめかみを冷やしたり、横になる、など。緊張型頭痛の場合は、首筋を蒸《む》しタオルで温《あたた》めたり、首のストレッチを行なったりして、後頭部から首筋の筋肉の緊張を和《やわ》らげると痛みの緩和に効果があります。

しかし、それでも我慢できない場合は、専門医の治療を受けるしかありません。現在、頭痛外来《がいらい》などでは、片頭痛や群発頭痛には脳の興奮を抑制するトリプタン製剤、緊張型頭痛には筋肉の過剰な緊張やストレスを取り除く抗うつ薬や、筋弛緩剤《きんしかんざい》などを用いて効果的な治療成果を上げているようです。

5 家族が、慢性的に便秘（下痢）をしていたら

日本人の多くが抱《かか》えるお腹《なか》のトラブルと言えば、便秘と下痢。便秘は、腹部の膨満感《ぼうまんかん》や不快感を抱え、倦怠感《けんたいかん》や食欲不振、肌荒れなど全身に影響をおよぼします。急性の下痢は、通勤途中や会議中などに急な便意に襲われ、脂汗《あぶらあせ》をかきながら我慢したり、トイレに何度も駆け込んだりして上司の顰蹙《ひんしゆく》を買った、という人も少なくないようです。

通常の便秘や下痢は、不規則な生活習慣、偏《かたよ》った食習慣、運動不足、あるいは暴飲暴食などにより、腸の蠕動《ぜんどう》運動が遅くなったり、速くなったりして起こるのですが、そのほとんどは、市販の下剤《げざい》や整腸剤などを飲めば1～2日で症状が緩和するので、健康上あまり問題はありません。ただし、慢性的な便秘や下痢には注意が必要です。

慢性便秘になると、腸内に便《べん》を溜《た》め込みます。便のなかには食物の消化カス、大量の腸内細菌、酵素、毒素、発がん性物質などが含まれます。特に、悪玉菌と言われる大腸菌や

ウェルシュ菌は、動物性タンパク質を分解して老化促進物質を生成したり、胆汁酸《たんじゅうさん》から強力な発がん成分（二次胆汁酸）やニトロソアミンという物質を作ったりするのです。そのような有害物質を含む便が長期間、腸壁《ちょうへき》と接触していれば、全身に大きなダメージを与えます。

人間の大腸は直径6～8㎝、全長は1・5mのホース状の臓器です。このなかに便を最大に溜め込むと、理論上は1ℓのペットボトルで5～6本分にも達します。これほど溜め込むには、かなり苦痛がともなうので困難だと思いますが、二〇一三年、イギリスの16歳の少女が8週間も便を溜め込み、それが内臓を圧迫し、最後は心臓発作が原因で亡《な》くなった、というショッキングな報道がありました。

これは極端な例ですが、便を体内に溜め込むと、危険な病気にかかったり、時には命まで奪われたりすることがあるということです。

いっぽう、慢性的な下痢は、悪玉物質を腸内に溜め込む便秘より、健康被害は少ないと思います。ただ、下痢が長期間続けば脱水症状、体重減少、貧血などを引き起こし、体を衰弱させることは明らかです。

もし、軟便《なんべん》や水様便《すいようべん》が1週間以上続き、原因がわからない場合は、腸の炎症、細菌感染などが疑われるので、病院で検査を受けたほうがいいでしょう。

ところで、「過敏性腸症候群《かびんせいちょうしょうこうぐん》」という病名をご存じですか。これは、X線検査や内視鏡《ないしきょう》検査をしても、大腸内に炎症や腫瘍などの病変《びょうへん》がないにもかかわらず、便通異常《べんつういじょう》(便秘や下痢)を繰《く》り返す病気のことです。以前は「過敏性大腸症候群」と言われていましたが、最近は大腸だけではなく、小腸も関係していると考えられるため、この病名が使われています。この病気に関しては18で説明します。

「どちらかと言えば便秘気味だったのに、最近、便秘と下痢を繰り返すようになった」場合、大腸がんをはじめとする危険な病気が隠れている可能性もあります。特に、「便のなかに血が滲《にじ》むようになった」場合、大腸がんが疑われます。病院で便潜血《べんせんけつ》検査を受けましょう。この検査はいわゆる検便《けんべん》ですから、苦痛はまったくありません。もし、潜血が痔《じ》(いぼ痔、切れ痔、痔瘻《じろう》など)からの出血であれば、危険な病気の可能性は除外されます。

残念ながら、なんらかの異常が指摘された時は、注腸《ちゅうちょう》X線検査や大腸内視鏡検査などによる精密検査をおすすめします。これらの検査は体にやや負担をかけますが、大腸の病気の有無の確認には有効です。

6

家族が、不眠症だったら

「よく眠れない」「入眠まで時間がかかる」「早朝に目覚《めざ》めてしまう」という人が増加しています。ある調査によれば、日本人の成人の5人に1人は睡眠に対し、なんらかの悩みを抱えているそうです。

私の会社にも「よく眠れない」と言う社員がいるのですが、あえて言えば、日常生活に支障をきたすことがなければ、多少眠れなくてもそれほど気にすることはありません。

最近の日本の医学は細分化され、各分野が競《きそ》うように進歩しています。睡眠に関する研究も進歩し、新たな学説も唱えられるようになりました。ただ、睡眠障害で命にかかわる危険な病気は、「睡眠時無呼吸症候群」「ナルコレプシー」など、いくつかの病気に限られます。

また、人間の睡眠時間についてさまざまな分野で研究が進められていますが、最適な睡

図表6　睡眠時間の国際比較

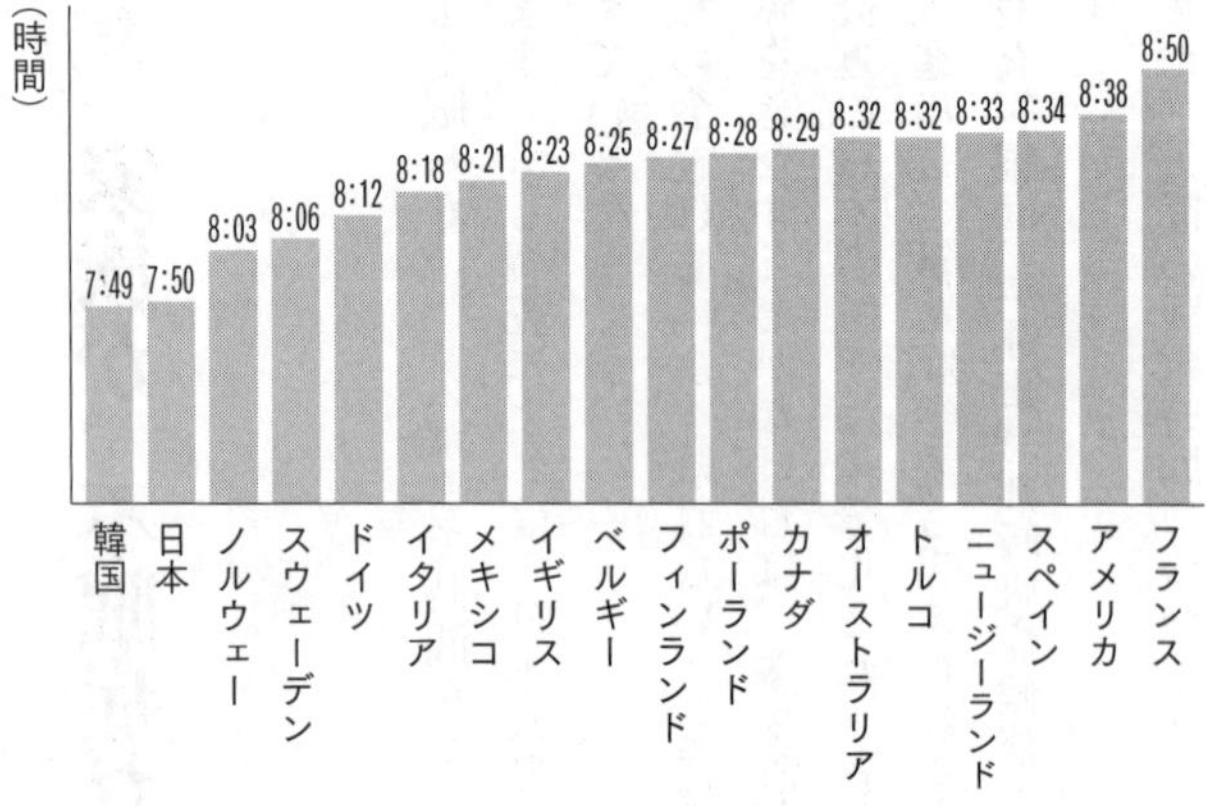

（OECD『Society at a Glance 2009』より）

眠時間は個人により大きく異なります。言い古されたところでは、ナポレオン・ボナパルトやトーマス・エジソンは4時間ほどしか眠らなかった、レオナルド・ダ・ヴィンチは4時間ごとに15分（1日90分）の睡眠を取れば十分だったと伝えられています。

さらに、OECD（経済協力開発機構）の調査によれば、日本人の睡眠時間は7時間50分で、一番長いフランス人（8時間50分）より1時間も短いそうです（図表6）。

では、長く眠るフランス人は日本人より健康的かと言えば、そうでもありません。睡眠時間と死亡率を調査したいくつかの研究によれば、7時間程度の睡眠者の死亡率がもっとも低く、それより長くても短くても死亡率は高くなって

図表7　睡眠時間と死亡率

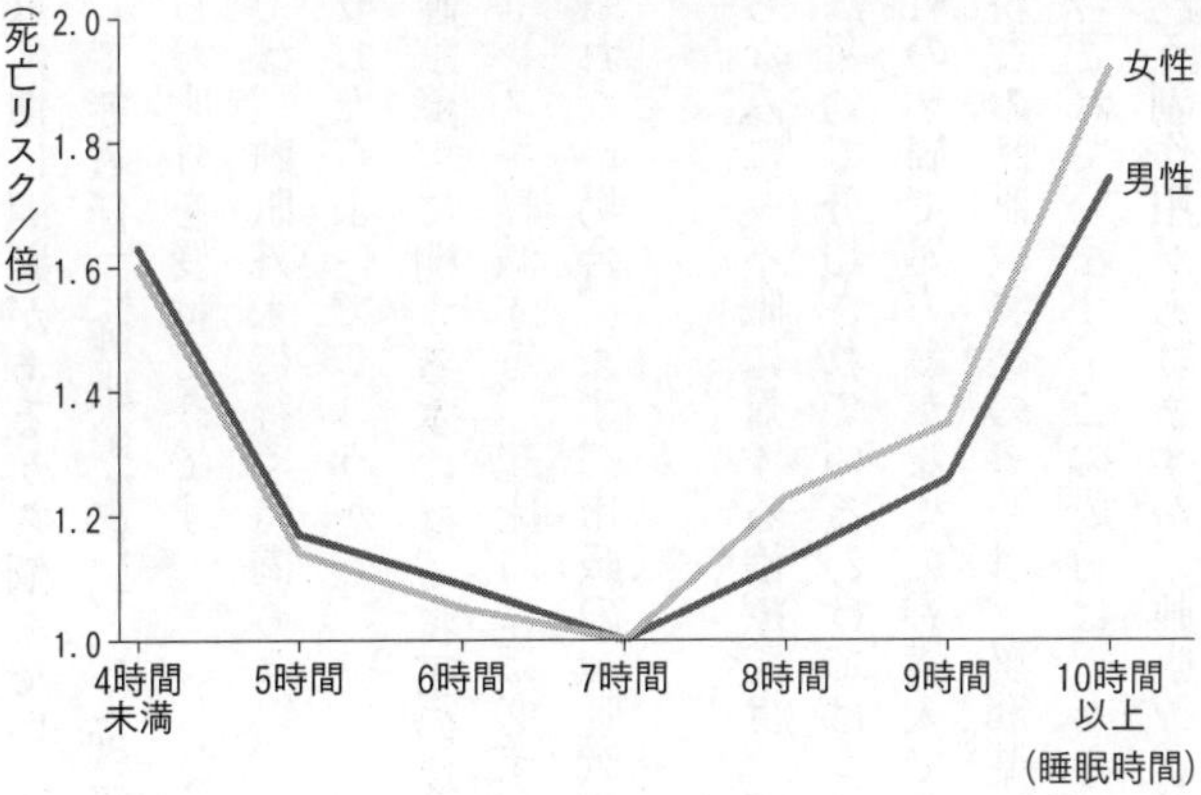

(JACC Studyより)

います（図表7）。

したがって、1日平均7時間程度眠っていれば、健康的には問題ないとされるのでしょう。しかし、長時間通勤、残業などを強《し》いられるビジネスマンや家事や子育てに追われる人たちが7時間眠っているかと言えば、疑問です。

ちなみに、私の就寝時間は午前1～2時、起床は午前7時を習慣としています。平均すれば5～6時間の睡眠ですが、これが1時間多くなろうが、少なくなろうが体調はあまり変わりません。いささか乱暴ですが、要は多少寝つきが悪くても、早く目が覚めても、長年にわたり自分が築いてきた睡眠習慣が一番適しているということでしょう。

しかし、このようなことを言うと、「自分の睡眠習慣に問題があるから悩んでいるのに……」「あまり気にすることはないとは、医師として無責任」「睡眠障害について理解しているのか」など、読者や睡眠専門医、研究者からお叱《しか》りを受けそうです。

では、睡眠外来に行く時間もない、もうすこしよく眠りたい、睡眠の質を高めたい人はどうしたらよいでしょうか。

睡眠障害に関する本には、寝室の環境を整《ととの》える、睡眠するまでのルーチンを決める、ストレスを軽減する、起床時には必ず朝日を浴びるなどと書かれていますが、それでもよく眠れない場合、まず、市販の「睡眠改善薬」を用いるのも、ひとつの方法かもしれません。

ちなみに、不眠に対する治療薬は「睡眠薬」と前述の睡眠改善薬に大別されます。これらは薬効で分類されているわけではなく、前者は病院などで医師から処方される薬、後者は町の薬局で処方箋がなくても購入できる薬を指します。

現在の睡眠改善薬の多くは、風邪薬や酔《よ》い止め薬に含まれる抗ヒスタミンという成分が配合されています。この成分は、せき、くしゃみ、鼻水などを抑えるいっぽう、強い眠気を誘う副作用がありますが、睡眠改善薬はこれを利用して作られているのです。

睡眠改善薬は誰でも気軽に入手できます。このため、安易に服用する人も少なくありません。しかし、最初は1錠で眠れた人が、やがて2錠、3錠と多めに飲まなければ、眠れなくなってしまうというケースも目立ちます。これは「抗ヒスタミン薬依存症」と言われる症状ですが、絶対に避けるべきです。

いっぽう、医師に処方される睡眠薬は「超短時間作用型」「短時間作用型」「中間型」「長時間作用型」と、薬効の持続時間により分けられています。薬の成分は不安や興奮を鎮《しず》め、眠気を誘うベンゾジアゼピン系が主体です。以前の睡眠薬に比べ、副作用が少なく、安全性も高いのですが、やはり、薬の連用や自己判断で服用量を増量することは避けなければなりません。

7 家族が、喫煙していたら

喫煙の弊害については、これまでに多くのことが言われてきました。その代表的な批判は、「喫煙は肺がんだけではなく、あらゆるがんにかかる確率を高める」「脳梗塞や心筋梗塞を起こしやすい」「健康寿命を縮《ちぢ》める」「受動喫煙で、非喫煙者の健康も損《そこ》ねる」など。愛煙家はますます肩身《かたみ》が狭《せま》くなり、まさに身の縮む思いではないでしょうか。

しかし、これもしかたがありません。愛煙家からは「ニコチンは腸の蠕動運動を促《うなが》すので便秘になりにくい」「ストレスを緩和する」「100歳以上の高齢者のなかにも愛煙家はいる」といった反論もありますが、医学的な多くの研究からは、喫煙がいいという客観的なデータはひとつも報告されていないのですから。

したがって、私の家族に喫煙者がいれば、禁煙をすすめるのは言うまでもないことです。しかし、成人であれば、合法的にたばこを買えるし、喫煙も自由ですから、本人の意

図表8 喫煙とがん死亡リスク

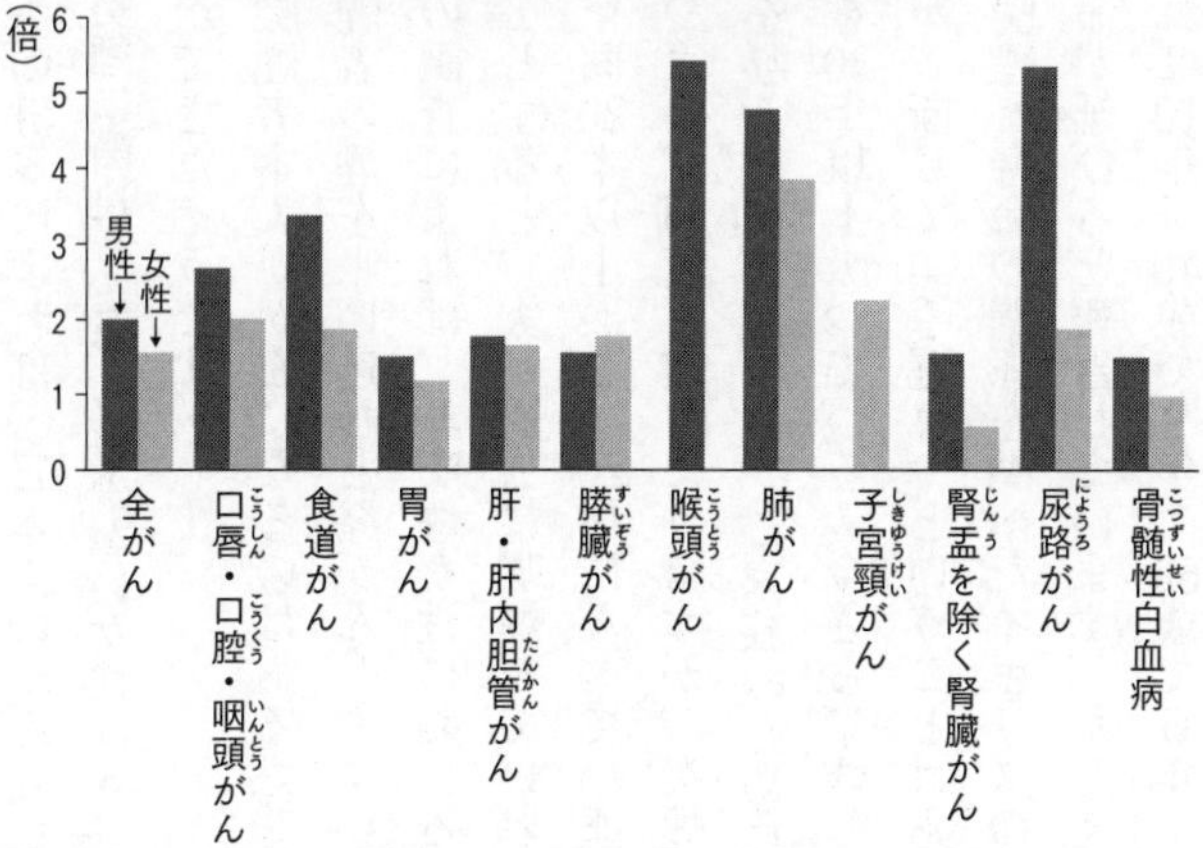

※たばこを吸わない人を1とした場合、たばこを吸う人のがん死亡リスク

(Katanoda K, et al. J Epidemiol 2008;18:251-64.より)

思がないのに、親の権限で禁煙させることは不可能です。

その時は、喫煙の弊害を一つひとつ説明したうえで、家族に迷惑をかけないように喫煙すること、もし、やめる意思があるなら禁煙外来を紹介したり、家族がサポートしたりすることなどを伝え、あとは本人に任せるしかないでしょう。

では、喫煙の弊害を具体的に見てみましょう。まず、喫煙とがんの関係ですが、男女ともに喫煙者は非喫煙者に比べ、肺がん、尿路がん、食道がんをはじめ、多くの部位のがん死亡リスクを高めることを示しています（図表8）。

国立がん研究センターがん対策情報セン

ターの計算によれば、日本人のがん死亡の約20～27％（男性では30～40％程度、喫煙率が低く喫煙に関連したがんの少ない女性は3～5％程度）は喫煙習慣がなければ、がんを防ぐことができたそうです。

喫煙者本人ががんになるのはある意味、自業自得《じごうじとく》ですが、たばこを吸う習慣のない人が喫煙者の煙を吸い込むと発がんしやすいというデータも出ています。国立がん研究センターの調査によれば、非喫煙女性における肺腺《はいせん》がんの発がんリスクは、夫が非喫煙者の場合を1とすると、夫が過去に喫煙していれば1・50倍、現在喫煙者で1日20本未満が1・73倍、同20本以上が2・20倍になっています。

つまり、何度も言うようですが、喫煙は喫煙者本人だけではなく、周囲の健康にも悪影響を与えるのですから、ご家族のためにも禁煙してほしいと思います。なかには、「たばこを30年以上吸っている。今さら禁煙しても手遅れでは」と考える人もいるかもしれませんが、断じて「手遅れ」ということはありません。

喫煙と寿命の関係を調べたイギリスの研究では、たとえ喫煙歴が長くても、禁煙すれば寿命が延《の》びると報告しています。たとえば、18歳からたばこを吸い始めた人が30歳で禁煙すれば10年、40歳で9年、50歳で6年、60歳でも3年ほど長生きできるというのです。喫煙者の平均寿命は、非喫煙者に比べ約10年短いとされるなか、禁煙すれば40歳以上の人でも3〜9年寿命が延びるとすれば、かなり大きいでしょう。

現在、社会では路上喫煙の禁止、公共施設内の全面禁煙、飲食店での分煙化などが進められ、かつて「ホタル族」と言われたベランダ喫煙者も、周囲のクレームなどから絶滅しつつあります。このように、喫煙環境がどんどん狭《せば》められているのですから、喫煙者はこの際、思いきって禁煙しましょう。

8 家族が、お酒を飲みすぎていたら

酒は百薬《ひやくやく》の長《ちょう》。これは中国古代の史書『漢書《かんじょ》』に出てくる有名な言葉です。確かに、アルコールは血液循環《じゅんかん》を促し、新陳代謝《しんちんたいしゃ》を高め、食欲を増進し、ストレスを緩和するなどの効果がありますが、それはあくまでも適量であることが大前提です。

では、お酒を飲みすぎると、どのような病気にかかるか考えてみましょう。アルコール依存症、アルコール性肝炎、脂肪肝《しぼうかん》、胃潰瘍《いかいよう》、心筋梗塞、脳梗塞、膵炎、糖尿病、大脳萎《い》縮《しゅく》など、全身の臓器や神経系に与える弊害は、枚挙にいとまがありません。

特に、アルコールの摂取量と密接な関係にあるのは膵臓です。酒飲みと言えば肝硬変《かんこうへん》や肝炎を思い浮かべることが多いのですが、実は日本人のアルコールによる肝炎や肝硬変の発症例はそれほど多くありません。しかし、急性膵炎の頻度《ひんど》は高く、死亡するケースもあるので、注意が必要です。

さらに、厚生労働省研究班による多目的コホート研究（40〜59歳までの男女7万3000人を対象）は、「日本酒換算で1日2合以上飲む人の発がん率は、飲酒習慣のない人の1・4倍。3合以上は1・6倍、食道がんに限ると1日1合以上2合未満で2・6倍、同2合以上では4・6倍に跳《は》ね上がる」と報告しています。

つまり、多量の飲酒はがんの発生にもかかわっており、飲酒量は日本酒換算で1合までにするべきです。ちなみに、日本酒で1合換算とは焼酎《しょうちゅう》0・6合、泡盛《あわもり》0・5合、ビール大瓶《おおびん》1本、ワイン240㎖、ウイスキー、ブランデーはダブル1杯程度です。

しかし、大酒家《たいしゅか》にとって、1合では蛇《へび》の生殺《なまごろ》しのようなもの。かく言う私も酒好きですから、これではとても我慢できません。

医師なら、「日本酒換算で1日3合飲んだら、2日はお酒を控えてみては」「いわゆる休肝日《きゅうかんび》を設ければ、肝臓や膵臓の負担の軽減、がんの発生リスクの低減、アルコール依存症予防にも効果がありますよ」とアドバイスするべきでしょうし、実際、多くの健康書にもこのように書かれています。

ただ、私の経験上、酒好きにこのようなことを言っても、まず効果がないと思います。アルコール依存症に陥《おちい》り、廃人同然になっても酒瓶を手放せない人、肝硬変寸前なのに禁酒ができず、やがて大動脈瘤《だいどうみゃくりゅう》破裂などを引き起こして亡くなるケースを少なからず知っていますから。

そこで、誤解を承知であえて言わせていただければ、1年365日、自分の適量を夜だけ飲むならいい。ただ、昼間も飲み始めるようなら注意が必要なので、早めの健康チェックやカウンセリングを受けたほうがいいと思います。医師として患者さんにはとても言えないことですが、酒好きの友人たちには、このようにアドバイスしています。

なお、大酒家にはほとんど食べ物を摂《と》らずに、アルコールだけをひたすら飲んでいる人が少なくありません。しかし、栄養を摂らずにアルコールだけ飲めば、やがて肝臓が悲鳴を上げることは明白です。これは、私自身の戒《いまし》めでもあるのですが、「お酒を飲む時は、必ず食べ物を摂る。そして、なるべく酒量は控えめに」ということです。

さて、第1章では風邪、ケガ、火傷《やけど》など生活のなかで身近に起こる症状や、喫煙、飲酒といった生活習慣などについて言及してきました。次章では、体質と健康の関係について話を進めていきたいと思います。

第2章
体 質

9 家族が、アレルギー体質だったら

「私のアレルギー体質は、子どもにも遺伝しますか」「家族がアレルギー体質です。なんとかなりませんか」

このような相談を患者さんから受けることがあります。

アレルギーとは言うまでもなく、アレルギーの原因物質（「アレルゲン」と言います。ダニ、ホコリ、カビ、花粉、鳥獣類の毛、牛乳、たまご、大豆、金属、建材や塗料に含まれる化学物質など）が体内に侵入したり、皮膚に触《ふ》れたりすると、免疫機能が過剰に反応してしまう疾患です。その結果、激しい咳《せ》き込み、皮膚のかゆみ、湿疹《しっしん》、目のかゆみ、鼻詰まりといったさまざまな症状が現われます。

日本では、アレルギーの人が一九六〇年代以降増え続け、現在も花粉症（10で詳述）などに悩む老若男女《ろうにゃくなんにょ》が増加しています。

文部科学省が二〇〇七年に公表した「アレルギー疾患に関する調査研究報告書（調査対象は全国の公立の小学校、中学校、高等学校、中等教育学校3万6830学校の児童生徒1277万3554人）」によると、児童生徒全体のアレルギー疾患有病率《ゆうびょうりつ》は、アレルギー性鼻炎の9・2％を筆頭に、ぜんそく5・7％、アトピー性皮膚炎5・5％と続き、アレルギー疾患に悩む子どもたちが、医療が進化した現在も多いことを示しています。

では、なぜ一九六〇年代以降にアレルギー疾患が増えたのでしょう。

アレルギー疾患は遺伝、環境、生活習慣が複雑に絡《から》み合って発症します。そして、遺伝的因子が大きく、両親ともアレルギー疾患の場合、その子はほぼ100％アレルギーの素因を持っている、と言われています。しかし、アレルギー体質は遺伝しても、病気そのものが遺伝するわけではありません。

実は、私もアトピー性皮膚炎に悩まされ、抗アレルギー剤を服用しています。したがって、私の子どもたちにもアレルギーの素因は受け継がれているかもしれませんが、今のところ、息子や娘にアレルギー疾患は認められません。つまり、アレルギーの素因が遺伝しても必ず発症するとは限らない、ということです。

アレルギーと食生活の関係

では、環境因子と生活習慣はどうでしょう。一九六〇〜一九七〇年代以降、日本人の食生活は著《いちじる》しく欧米化しました。「これらの食事は必要以上の栄養を私たちに与えると同時に、精製食品や食品添加物（防腐剤《ぼうふざい》など）をもたらし、アレルギーの人が増えた」との見方があります。

確かに、「脂肪の過剰摂取はアレルギー疾患全般の発生率を増加させる。野菜や果物の摂取は発現率《はつげんりつ》を低下させる」とも言われており、食生活の欧米化もアレルギー疾患が増加したひとつの要因かもしれません。

また、最近「アレルギー症状の悪化には腸内環境が大きく影響している」と言われるようになりました。腸内環境とは、簡単に言えば腸内に生息する細菌叢《さいきんそう》（腸内フローラ）のバランスですが、アレルギー疾患を持つ子どもの便を調べると、アレルギー疾患のない子どもに比べ、乳酸菌（ビフィズス菌、乳酸桿菌《にゅうさんかんきん》）の割合が非常に少ないことがわかっています。

なお、喫煙者のぜんそくとアレルギー性鼻炎の発症率は、非喫煙者の2〜5倍というデータもあるので、食生活以外の生活習慣にも注意が必要です。

いっぽう、「一九六〇～一九七〇年代以降の日本の住宅事情も、アレルギー疾患を増加させた」と言う研究者もいます。

昔の日本の家屋は気密性に欠けていましたが、現在の家屋やマンションには気密性の高い新建材やアルミサッシなどが使われています。さらに、エアコンの普及により、季節を問わずダニが繁殖しやすい環境になっており、それがアトピー性皮膚炎やアレルギー性鼻炎、ぜんそくなどのアレルギー疾患を増加させているというわけです。

皮膚は清潔にしないほうがいい!?

多くの人が悩むアトピー性皮膚炎は、皮膚（角質層《かくしつそう》）の「保湿《ほしつ》機能」と「バリア機能」が低下して（ドライスキン状態）、汗や汚れなどに過敏になって、痛みやかゆみを引き起こすケースがほとんどです。

ですから、症状を緩和させるためには、「石鹸で汗や汚れを落とし、皮膚を清潔にし、乾燥させないように保湿剤や外用薬《がいようやく》を塗《ぬ》り、バリア機能を回復させる」と昔の健康書や医学事典などには書かれていました。

皮膚のバリア機能は、みなさんご存じの「垢《あか》」「脂《あぶら》」がその本態《ほんたい》です。もちろん、よぶんな垢や脂は洗い流すことが必要ですが、根こそぎ取ってしまうことはマイナスであり、けっしてプラスではありません。

したがって、私は化学石鹸であろうが、ナチュラル石鹸であろうが、アトピー性皮膚炎に石鹸を使うことはおすすめしません。お湯で患部を洗い、保湿剤を塗っておけば十分だと思いますし、それで、私のアトピー性皮膚炎の症状もかなり緩和しました。今後、息子や娘がアトピー性皮膚炎になったとしたら、「石鹸を使って、皮膚に過度のダメージを与えないこと」とアドバイスをするでしょう。

アトピー性皮膚炎の患者さんに対し、「皮膚を清潔にするな」とは、医師が言うべきことではないかもしれません。ただ、「発展途上国にはアトピー性皮膚炎が少ない」「日本人の回虫《かいちゅう》保有率が低下するとともに、アトピー性皮膚炎が増加した」という報告もあります。

つまり、衛生観念が希薄な地域や時代にアトピー性皮膚炎は少ない、ということですから、現代日本人の「過剰な清潔志向」が数多くのアレルギー疾患を作り出しているのです。

アレルゲンを特定する

アレルギー体質の人なら、自分のアレルゲンを当然知っていることでしょう。しかし、それが真のアレルゲンかどうか、病院の検査を受けて、しっかり特定することが大切です。

なぜなら、「私のアレルゲンはハウスダスト（ダニ、ホコリなど）」と思い込んでいた人が検査を受けたら、その他複数のアレルゲンがあったというケースが少なくありません。そして、自分の知らないアレルゲンにたびたびさらされると、「アナフィラキシーショック」という、危険な症状を招くことがあるからです。

アレルギー症状は通常、皮膚、鼻、気管支などに限定的に現われますが、アナフィラキシーショックの場合、蕁麻疹《じんましん》や紅潮《こうちょう》（赤みを帯《お》びること）などの皮膚症状が起こるほか、下痢、腹痛、嘔吐《おうと》、めまい、意識障害といった全身性の症状を示します。なかには、呼吸困難や血圧低下が起こり、死に至るケースもあります。

これは、ぜんそくも同様で、発作により亡くなる人が後《あと》を絶《た》ちません。やはり、アレルギーの人は、自分のアレルゲンを確実に特定し、しっかり管理することが大切です。

10 家族が、花粉症になったら

「今年の花粉の飛散量は例年より多いので、花粉症の人は注意してください」

スギやヒノキの花粉が飛び始める頃に、このような話題が天気予報などで必ず取り上げられるようになりました。それだけ、花粉症に悩む日本人が多いということでしょう。

厚生労働省は、日本アレルギー協会会長の奥田《おくだ》稔《みのる》氏が行なった疫学《えきがく》調査（1万人を対象）を元に、「花粉症の有病率は全国平均で15・6％（地域別では東北13・7％、北関東21・0％、南関東23・6％、東海28・7％、北陸17・4％、甲信越19・1％、近畿17・4％、四国16・9％、中国16・4％、九州12・8％。北海道、沖縄はごく少ない）。ある最近の調査によると、スギ花粉症の有病率は全国で20％を超える」と報告しています。

つまり、花粉症に悩む人は全国で約２４００万人も存在し、しかも年々増加しているということです。

花粉症は9でお話ししたアレルギー疾患と同じく、スギ、ブタクサ、イネ科の植物などの花粉をアレルゲンとして発症します。一度かかると完全に治すことが難しく、病院では症状に応じた薬物治療や、鼻の粘膜《ねんまく》をレーザーで焼灼《しょうしゃく》して花粉の付着を防ぐ（レーザー療法）対症療法や、少量のアレルゲンエキスを徐々に体内に取り込み、体を慣らしていく減感作《げんかんさ》療法などが行なわれています。

花粉症に悩む人のなかには、市販の抗ヒスタミン薬などで症状をまぎらわせている人が多いようですが、できれば病院に行き、アレルゲンを特定したのち、服薬治療や減感作療法を受けたほうがいいでしょう。病院で処方される抗アレルギー薬は、市販薬よりかなりすぐれています。

また、従来の減感作療法は治療期間が長いうえ、時としてアナフィラキシーショックを誘発することがありました。ただ、最近はアレルゲンを錠剤《じょうざい》にして舌の下に含む舌下《ぜっか》免疫療法（二〇一五年六月保険適用）が普及し、患者さんの負担とリスクはかなり軽減しています。つまり、繰り返しますが、花粉症になったらアレルギー科や耳鼻咽喉《いんこう》科《か》を受診したほうがいいということです。

なお、「1シーズンに1回、打つだけで症状が出ない」という全身ステロイド注射が、花粉症の患者さんの間で話題になっています。注射を打てばあの苦しい症状から逃《のが》れられるなら試《ため》してみたいという気持ちはわかりますが、長期的にはほとんど効果がないばかりか、重大な副作用が多い治療として大問題になっていますので、私は絶対におすすめしません。

なお、「去年まで大丈夫だったのに、今年突然、花粉症になった」という人も多いようです。これは、アレルゲンにさらされるたびに体内に蓄積していた抗体が、コップになみなみと注がれた水があふれるように、ついに限界量を超え、過剰なアレルギー反応を現わし始めたということです。

したがって、「自分はアレルギーとは関係ない」と思っていても、いつか花粉症にかかる可能性は誰でも持っているのです。

11 家族が、冷《ひ》え性《しょう》だったら

「普通の人が寒さを感じないくらいの温度でも、手足、下半身など体の一部や全身が冷えてつらい症状」と定義される冷え性。現在、女性の2人に1人以上は悩んでいると言われています。

女性は男性に比べて熱を作り出す筋肉が少ないうえに、貧血や低血圧の人が多いこと、さらに、月経の影響などで、腹部の血流が悪化するといったことなども、冷え性が女性に多い理由です。

しかし、冷え性は現象であり、慢性的な腰痛や頭痛と同様に、医学的な病気ではありません。ただ、腰痛や頭痛は原因を突き止め、治療を受ければ痛みを緩和できますが、冷え性を治すことは難しいと思います。

哺乳類《ほにゅうるい》などの恒温《こうおん》動物は、体の中心部の温度を一定に保《たも》たないと活動できません。私たち人間も、生命活動を維持する酵素が活発に働く37℃を保つために、環境の変化に応じて体温を常に一定に保っています。

たとえば、暑い時は手足の末端や皮膚の表面近くの血管を拡張し、血流量を増やしたり、発汗《はっかん》させたりして、外気《がいき》に向けて熱を逃《に》がします。逆に寒冷期には、手足などの末端の血管を収縮させて熱の拡散を防ぎ、体幹《たいかん》部の重要な臓器に血液を集め、体温を維持します。そのため、血液の流れが悪くなった下半身、手先、爪先《つまさき》の温度が低下するのです。

なお、冷気に体がさらされるとブルブル震《ふる》えることがありますが、これは筋肉を収縮させることで熱を作り出そうとする反応です。

このように、冷え性は体幹部の体温維持にともなう症状ですから、体温をなるべく逃がさないように、衣服などを使って、上手につきあうしかありません。もし、私の家族が冷え性に悩んでいたら、「ダイエットはやめなさい」「なるべく運動をしなさい」「栄養バランスの良い食事にしなさい」とアドバイスします。

特に、冷え性はやせ型の女性に多い傾向があります。このタイプは、少ないエネルギーを有効に使うために熱放射《ねつほうしゃ》を最低限にする必要があります。そのため、ダイエットなどでエネルギー消費が少なくなれば、熱産生《ねつさんせい》も少なくなり、その熱を有効に使うための体質、つまり低体温や冷え性になってしまいます。

いっぽう、男性の10%程度が冷え性に悩んでいると言われています。男性の冷え性の原因は、運動不足による筋肉の減少、ストレス過多《かた》、生活習慣病などがかかわっているケースが多く、特に高齢者では動脈硬化《どうみゃくこうか》（12で詳述）が進み、血行が悪化した結果として冷え性が起こることも多い、と言われています。

もし、健康面で特に問題のない男性が冷え性に悩まされているなら、すこしでも体を動かすように心がけてください。

12 家族が、高血圧だったら

「サイレントキラー（沈黙の殺人者）」という言葉をご存じですか。

その意味は、「自覚症状がないまま放置され、知らないうちに進行し、ある日突然命にかかわる状態に陥り、はじめて事《こと》の重大性に気づく病気」です。高血圧はその代表的な病気とも言え、ほとんど症状のないまま進行し、やがて脳卒中《のうそつちゆう》や心筋梗塞などの重大な病気へつながります。

では、血圧とはなんでしょう。

私たちはふだん「血圧が高い」「低血圧で朝起きられない」などと、血圧という言葉を何気《なにげ》なく使っています。しかし、その意味を的確に理解している人は少ないようです。

血圧とは、心臓から送り出された血液が血管壁《けつかんへき》を押す圧力であり、心臓がぎゅっと縮んで血液を送り出す時の血圧を「収縮期血圧（最高血圧）」、心臓が拡《ひろ》がり静脈からの血液

（静脈血《じょうみゃくけつ》）を吸い込む時の血圧を「拡張期血圧（最低血圧）」と言います。

最近はデジタル血圧計が普及していますが、以前は血圧測定に水銀血圧計が使われていました。たとえば、血圧の上《うえ》が１４０、下《した》が90と言われた場合、心臓が血液を押し出す時の力が水銀柱の目盛りを14㎝（１４０㎜）押し上げ、静脈血を吸い込む時に９㎝（90㎜）上げる力がかかっているということです。このため、血圧は㎜Hg（＝ミリエイチジー／水銀柱ミリメートル）という単位が使われます。

では、正常な血圧とは、どのような範囲を言うのでしょうか。

実は二〇一五年四月から、日本人間ドック学会と健康保険組合連合会は従来の基準を見直し、収縮期血圧88～１４７㎜Hg、拡張期血圧51～94㎜Hg（従来は収縮期血圧１３０㎜Hg未満、拡張期血圧85㎜Hg未満）としています。しかし、これはあくまでも人間ドックでの判定の話であり、日本高血圧学会の診断基準は収縮期血圧１４０㎜Hg未満、拡張期血圧90㎜Hg未満です。

これでは、多くの人がとまどうかもしれません。仮に人間ドックで収縮期血圧が１４５㎜Hgの場合、人間ドックでは正常と判定され、病院では異常値とされるからです。

しかし、この程度の誤差を気にすることはありません。それより大事なことは、月に１

〜2回は定期的に血圧測定を行ない、自分の血圧値をある程度把握《はあく》しておくことです。そして、いつもより20〜30㎜Hgも高くなったら注意してください。

家族歴に注意

実は、私も40代半ばで高血圧になりました。ある時、血圧を測定したところ、収縮期血圧が220㎜Hg以上もあったのです。ふだんは正常範囲だったのに、なんの前触《まえぶ》れも症状もなく、原因もわからず、血圧が急激に高くなったので、これはいったいどうしたことだ、と大変とまどいました。

私の家系は3代続いて高血圧です。祖父も父も高血圧で、どちらも解離性大動脈瘤《かいりせいだいどうみゃくりゅう》という大動脈に瘤《こぶ》ができる病気を発症しています。したがって、「ついに私も……」と衝撃を受けたことを、昨日のことのように覚えています。

高血圧には「本態性《ほんたいせい》高血圧」と「二次性高血圧」があります。二次性高血圧は糖尿病や腎臓病などを原因に発症するのに対し、本態性高血圧の原因は、生活習慣（喫煙、運動不足など）、塩分の過剰摂取、遺伝的要因などと言われていますが、本当のところはわかっていません。

しかし、私のような家系では、高血圧体質（ナトリウム感受性が強い体質）が遺伝していると判断できます。ナトリウム感受性とは、簡単に言えば、塩分に対して体が敏感に反応し、血圧を上げてしまう体質です。

そこで、私は食生活を見直し、減塩に努め、運動も始めましたが、血圧が200㎜Hg以上もあると、それだけで血圧が下がることはまずありません。やはり、降圧剤《こうあつざい》が必要です。今、私は専門医の診察を受け、カルシウム拮抗剤《きっこうざい》（血管へのカルシウムの流入を抑え、血管を拡《ひろ》げる薬）とアンジオテンシンⅡ受容体拮抗薬《じゅようたいきっこうやく》（腎臓への血流を抑える薬）という2種類の薬を服用し、収縮期血圧を130～140㎜Hg台にコントロールしています。

しかし、「降圧剤を一度飲むと、一生飲み続けなければならない。体に悪いから飲みたくない」と言う人や、「高血圧など放置してもいい」と乱暴なことを言う人がいます。私は、高血圧は放置するべきではないという立場です。特に、高血圧を原因とする重篤な病気の家族歴（患者の家族・近親者の病歴や死因などの記録）がある人は、降圧剤を積極的に使用し、何がなんでも血圧を下げるべきだと思います。

血圧が急に上がり、収縮期血圧が200㎜Hg以上もあるのに降圧剤を処方せず、減塩や運動だけをすすめるような医師を信用してはいけません。私なら、すぐ病院を替えます。

私の息子や娘も将来的に高血圧になる可能性が高いと思います。その時は迷わず、降圧剤をすすめます。そして、万《まん》が一《いち》血圧が下がらないようなら、日本高血圧学会の専門医の受診をすすめます。

日本人は塩分を摂《と》りすぎ

和食は健康食と言われています。確かに、脂質《ししつ》が少なく、栄養バランスにすぐれた和食は、欧米式の食事より健康的と言えますが、問題は塩分です。たとえば、漬物《つけもの》に醤油《しょうゆ》をかけて食べるような食習慣があれば、塩分の過剰摂取は確実です。

厚生労働省は現在、さかんに減塩運動を進めており、二〇一五年の四月一日から、新たに日本人の1日あたりのナトリウム（食塩相当量）の目標値を、男性8・0g未満、女性7・0g未満（従来は男性9・0g未満、女性7・5g未満）に設定しました。

日本人は平均10・0g（厚生労働省「平成26年国民健康・栄養調査」）の食塩を摂っているとされ、この目標値が達成できれば、現在4300万人がかかっていると言われる高血圧の発症数をかなり減らせるはずです。

しかし、それでも、WHO（世界保健機関）が推奨する5・0g未満と比べると、目標の食塩摂取量は多すぎると私は思います。

食事で摂った塩分は、体内に入ると血液のなかに取り込まれます。そして、血液中の塩分濃度が上がると、人間の体はそれを元の状態に戻そうと、血液中に水分を送り込みます。塩辛《しおから》い物を食べると、のどが渇《かわ》くのはそのためですが、水分が増えた分だけ、血液量も増えるので、血液を送り出す心臓に大きな負担がかかります。これがまさに血圧の上がっている状態です。

いっぽう血管は、血液量が増加したことで、ホースに大量の水を流したように、パンパンに膨《ふく》れ上がります。そして、この圧力に耐えようとして、血管が硬《かた》くなります。これが、動脈硬化です。弾力を失った血管は年齢とともに傷つきやすくなり、大動脈の病気だけではなく、やがて心臓や脳の重大な病気につながります。したがって、食事で摂る塩分は少ないほうがいいのです。

私は今、降圧剤の服用とともに、禁塩（減塩ではありません）の実験中です。もちろん、外食では無理ですが、自宅での食事は酢、ハーブなどで味つけをして、塩をいっさい使いません。カナダに住むイヌイットは、ほとんど食塩を摂らないそうです。私も彼らのように食塩をほとんど摂らない食生活にどれだけ耐えられるか、チャレンジしてみます。

13

家族が、肥満していたら

「メタボリック・シンドローム（内臓脂肪型肥満症候群）」の認識の高まりとともに、「肥満は諸悪の根源」という意識が日本中に広がっています。確かに、肥満は糖尿病、高血圧、心血管障害、脳血管障害、大腸がん、乳がんといった危険な病気の発症率を高めるので、私の家族が太っていれば、即時に肥満の改善をすすめます。

しかし、その前に本当に肥満しているのか、どのレベルの肥満なのかをＢＭＩ（＝Body Mass Index／体格指数、図表9）で計算し、同値が26〜27程度なら、「あまり気にすることはない」と言うでしょう。

というのも、厚生労働省は「小太《こぶと》りのほうが長生き」と報告していますし、がんの発生リスクも、標準体重〜ＢＭＩ26、27あたりなら、ほとんど変化ありません。

ただし、ＢＭＩ30以上の発がんリスクは男女ともに跳《は》ね上がるので、やせたほうがいい

図表9　ＢＭＩと肥満度

ＢＭＩ＝体重(kg)÷(身長(m)×身長(m))

ＢＭＩ	判定	
〜18.5未満	低体重	
18.5以上 〜 25未満	普通体重	
25以上 〜 30未満	肥満（１度）	
30以上 〜 35未満	肥満（２度）	
35以上 〜 40未満	肥満（３度）	高度肥満
40以上 〜	肥満（４度）	

（日本肥満学会「肥満症診断基準2011」より）

でしょう。しかし、やせすぎても発がんリスクを高めます。太ってもいないのに、ダイエットにはげむ女性は気をつけるべきです。

では、息子や娘が肥満していると仮定した場合、どうするか。

オーソドックスですが、食事療法と運動をすすめます。「カロリーを減らすには、運動より食事を減らしたほうがいい」と言う人もいますが、運動をしないと基礎代謝量が上がりません。これでは、いくら食事でカロリー制限をしても、ダイエット効果は乏《とぼ》しく、たとえやせてもリバウンドするのではないでしょうか。

逆に絶対にすすめないのは、「野菜だけを食べる」「果物だけを食べる」「納豆だけを食べる」といった栄養的に偏ったダイエット。これらのダイエットは短期的にはやせるでしょうが、体調を崩《くず》しかねませんし、元の食事に戻せば、確実にリバウンドしてしまいます。

また、最近話題になった糖質制限ダイエットもあまりおすすめしません。ご飯の量を減らすくらいならいいでしょうが、糖質をいっさい食べないという極端な方法は危険だと思います。

人間にとって、糖質（炭水化物）、タンパク質、脂質は三大栄養素であり、健康維持のためには必要不可欠なものですし、糖質制限を長期的に続けると肝臓や腎臓を傷《いた》めるリスクを高めるほか、心筋梗塞での死亡率を高める、との報告もあります。

私は家族、友人、知人に極端なダイエットはすすめません。食事は3食きちんと摂《と》る必要はないと思いますが、三大栄養素をバランスよく摂り、全体の食事の量をすこしずつ減らしながら、運動で体を十分に動かすようにアドバイスをしています。

14 家族が、薄毛《うすげ》だったら

「父親がはげているから、僕も将来はげるだろうな」と医学生時代の友人が嘆《なげ》いていました。確かに、薄毛の体質は遺伝するので、彼もはげるでしょうが、「男性の40％が男性型脱毛症（AGA＝Androgenetic Alopecia／男性ホルモンによる脱毛症）にかかり、80歳までに男性の5人に4人がAGAになるらしいから、あまり気にするなよ」と言いました。

AGAは病気ではありません。血液中の男性ホルモンが、ある酵素により「5αDHT（ファイブ・アルファ・ジヒドロテストステロン）」という悪玉ホルモンに変化して、髪の生《は》え変わるサイクル（毛周期《もうしゅうき》）に影響を与え、生え変わりを早くしたり、毛根《もうこん》を萎縮させたりするために起こります。

そして、悪玉ホルモンの影響範囲はつむじ周りと生え際《ぎわ》に集中するため、側頭部《そくとうぶ》や後頭部以外の髪が細くなります。AGAは進行性のため、放置しておくと薄毛の範囲が広がり、やがて地肌が露出していきます。つまり、はげるというわけです。

したがって、男性ホルモンが増加すれば、男性なら誰でも起こり得る症状です。発症の平均年齢は20〜35歳ですが、なかには10代の思春期に発症することも。もし、気になるようなら、現在は「リアップ」のように、市販薬にも発毛効果が認められている発毛剤がありますし、最近はＡＧＡの専門クリニックもあるので一度受診するといいでしょう。

ただし、重症の肝臓障害、腎不全《じんふぜん》、悪性腫瘍（がん）、貧血、拒食症などを引《ひ》き金《がね》にはげる、病的な薄毛もあるので注意してください。

では、私や10代の息子がＡＧＡになったら……。私の年齢では、もうジタバタしません。ＡＧＡを逆手《さかて》に取ってスキンヘッドにしてもいいかな、と思います。しかし、息子はどうでしょう。これからの人生を考えれば、専門医の受診をすすめます。

ところで、本章のテーマの「体質」とはなんでしょう。ここまでにお話しした高血圧、肥満、ＡＧＡは遺伝性が強いのですが、「遺伝病」とは言いません。遺伝病とは、ある遺伝子を持っていると、メンデルの法則にしたがって、確実に発症する病気のことで、血友病や一部の白血病などが該当します。

これに対して、肥満遺伝子として知られるβ3《ベータスリー》アドレナリン受容体の遺伝子多型《たけい》（集団の1％以上の頻度で存在する遺伝子の変異）を受け継《つ》いでも、肥満するとは限りません。

さらに、「がん家系」「高血圧家系」「はげ家系」などと言うことがありますが、なぜ、その家系にそれらの病気や症状が出るのか、医学的にはまだ解明されていないのです。そのため、体質などという訳《わけ》のわからない言葉で、お茶を濁《にご》しているのが現状です。

さて、次章では放置しておくと危険な病気、つまり、治すべき病気について話を進めたいと思います。

第3章

治すべき病気

15 家族が、不整脈になったら

心臓の拍動《はくどう》が速すぎたり（頻脈《ひんみゃく》）、遅すぎたり（徐脈《じょみゃく》）して、脈が不規則な状態を「不整脈」と言います。「心臓を伝わる電気刺激が異常な伝導経路を取ることで生じることの多い、心拍《しんぱく》リズムの異常」などと医学事典に書かれていますが、よくわからない人が多いのではないでしょうか。

簡単に説明しましょう。まず、自動車などの4サイクルエンジンをイメージしてください。このエンジンは吸入、圧縮、爆発、排気《はいき》という規則正しい四つの工程を経《へ》て、ピストンを動かし、車軸を動かしています。心臓も同様に、左心室《さしんしつ》、右心室《うしんしつ》、左心房《さしんぼう》、右心房《うしんぼう》という四つの部屋があり、四つの部屋が、ある一定のリズムで拡張と収縮を順番に繰り返し、全身へ血液を送り出したり、全身を巡《めぐ》ってきた血液を受け入れたりしています。

そして、そのサイクルを保つために、電気系統（心臓の筋肉の一部から発信された微量の電気が伝わるしくみ）が刺激を行ないますが、その電気刺激が異常な伝導経路を取ると、リズムが崩れて不整脈になるのです。

不整脈には、致死的なものと放置してよいものとがあります。

致死的なものとは、心臓のポンプ機能に異常がある場合です。たとえば、左心室が収縮する時（血液がいっぱい入っていなければならない）に、血液が空《から》だったり、血液を送り出す心室が不規則にブルブル震えて（心室細動《さいどう》）血液が送り出せなかったりすると、心《しん》停止状態に陥ります。この場合は意識が喪失するので、救急車で病院に運ばれ、救急治療が行なわれ、命を取《と》り留《と》めれば、ペースメーカーなどを入れることになるかもしれません。

いっぽう、たまに脈が飛ぶ、徐脈だが症状がない、運動時の頻脈などは心配ありません。また、「呼吸性不整脈」と呼ばれる睡眠時に起こる不整脈もあります。これは、一生涯に20億〜30億回も脈動を打つと言われる心臓が休息を取っている状態とも言え、まったく心配ありません。

健康診断の心電図《しんでんず》検査などで異常が発見されれば、精密検査後、多くの場合は治療対象となり、抗不整脈剤が処方されることになるでしょう。しかし、心配することはありません。最近の不整脈治療は進歩しており、ほとんどが治ると言われています。

ただ、治療を受けるのは心臓専門の循環器内科にしてください。心電図を熟知し、正確に読めるのは循環器専門の医師しかいない、と私は思っています。大きな病院には必ず循環器内科がありますが、近くにない場合、町のクリニックでもかまいません。

その場合は、標榜科目の順番が「循環器内科　内科」になっているところを選んでください。そのほうが循環器内科専門の医師の開業医にあたる可能性が高くなります。逆に「内科　消化器内科」と掲《かか》げているところには、私は行きません。

なお、循環器内科の専門医を探す場合は、インターネットの「日本循環器学会」のホームページから、「循環器専門医」のページを開けば、都道府県別に検索できます。ぜひ活用してください。

16 家族が、肝炎になったら

肝炎は主にA型、B型、C型、D型、E型、F型、G型、H型の8種類のウイルス感染を原因に発症します。日本ではA型、B型、C型がほとんどです。肝炎は、原則として一過性《いっかせい》で、1～2カ月で回復します。ごくまれに、「劇症《げきしょう》肝炎」に進行するケースがあるので、注意してください。

A型肝炎はA型ウイルスに汚染された水を飲んだり、魚を食べたりすることで口から感染（経口《けいこう》感染）します。特に衛生状態の悪い地域にはこのウイルスが多く、日本でも衛生状態が整っていなかった時代は、多くの人が感染していました。ただ、現在は貝類の生食《なましょく》（特にカキ）による感染が多く、国内でのA型の発症は、生ガキを食べる冬から春に集中します。

また、海外の不衛生な地域への旅行で感染することも少なくありません。現在、日本で発見されるA型肝炎のうち80％は、海外から帰国した人たちによるものです。海外に出かける際は、予防用ワクチンを接種したほうがいいでしょう。

感染後、約1カ月の潜伏期間を経《へ》て、倦怠感、食欲不振、嘔吐《おうと》、発熱などが現われますが、普通の体力がある人なら治療は特に必要なく、慢性化の心配もありません。ただ、まれに高齢者が劇症肝炎や腎不全を併発することもあります。

A型肝炎は一度かかると体内に抗体ができるので、二度とかかることはありません。つまり、A型肝炎は風邪のようなものですから、あまり心配することはありません。

B型ウイルスの感染ルートは主に輸血、性交、母子感染。潜伏期間は1カ月から半年です。成人がB型ウイルスに感染した場合、急性肝炎を発症するか、無症状のまま完治《かんち》します。

以前は、輸血によるB型感染が非常に多く見られましたが、現在は心配ありません。また、妊婦には必ずB型ウイルス検査を施《ほどこ》し、陽性の場合はワクチンを接種するため、母子感染もなくなりました。ただ、B型ウイルスは感染力が非常に強く、医療現場の針刺し事故などでも感染します。このため、現在は医療従事者にもワクチンが使用されるようになっています。

このように、感染ルートはほぼなくなりましたが、問題は若者のタトゥー（入《い》れ墨《ずみ》）や、不特定多数との性行為による感染が多くなっていることです。

症状はA型と同じく、倦怠感、食欲不振、嘔吐など。ただ、A型に比べ、症状が現われない「不顕性感染《ふけんせいかんせん》」と呼ばれるタイプが多く、この場合はそのまま治るケースがほとんどです。ただし、乳児期に感染した人が成人後に発症すると、急激に症状が悪化して、死亡するケースもあるので、注意が必要です。

C型肝炎も血液や体液などから感染し、現在の日本には190万〜230万人のキャリア（感染者）がいると推定されています。ウイルスの感染力は弱く、母子感染や性行為による感染率もB型より低いのですが、放置しておくと60〜80％が慢性化をたどる、もっともやっかいな肝炎です。

C型ウイルスは一九八九年に発見されるまで、「非A非B型肝炎ウイルス」と呼ばれ、その正体ははっきりわかっていませんでした。献血にC型ウイルス検査が導入されたのも同年ですから、それ以前に輸血を受けた人のなかには、感染者がかなりいるのではないかと思われます。

C型肝炎は、A型やB型に比べて症状が弱く、劇症化することもほとんどありません。

そのため、気づかないうちに慢性化をたどるケースが多いのですが、そうなると自然治癒《しぜんちゆ》は望めません。そして、慢性肝炎から20～30年で肝硬変、その後5～10年で肝がんへと、ゆっくりと、しかし確実に進行していきます。

C型ウイルスに対するワクチンはまだ開発されていませんが、「ソバルディ」「ハーボニー」といった抗C型肝炎薬の登場で、もはやC型肝炎は治る病気になりつつあります。C型ウイルスを死滅させると言われるインターフェロンも、3人に1人ぐらいしか効果がないとされていたので、この抗C型肝炎薬は画期的《かっきてき》です。

なお、B型・C型肝炎は、性行為感染症（STD＝Sexually Transmitted Diseases）に含まれます。自分がウイルスのキャリアであるにもかかわらず、避妊具をつけずに性行為をした場合、相手に訴《うった》えられると傷害罪に問われることがあります。

17 家族が、胃潰瘍《いかいよう》になったら

「胃は心を映《うつ》す鏡」と言われています。職場や人間関係などで強いストレスを受けると、一晩《ひとばん》で胃潰瘍ができてしまうケースも少なくありません。

胃は食物を消化するために、塩酸やペプシンなどを含む強力な消化液（胃液）を分泌《ぶんぴつ》しています。胃潰瘍はこの胃液がなんらかの原因によって過剰になり、食べ物だけでなく、胃自身を消化するように働いて、胃の粘膜やその下の筋肉がただれたり、えぐれたりする病気です。十二指腸潰瘍とともに、「消化性潰瘍」と呼ばれていますが、現在は命にかかわる病気ではありません。

胃壁《いへき》がふだん溶《と》けないのは、胃の表面の粘液（防御因子）と塩酸やペプシン（攻撃因子）のバランスが取れているからです。しかし、このバランスが崩れ、防御力よりも攻撃力が勝《まさ》ると、胃液は胃壁の組織まで溶かし始めます。また、胃液が正常に分泌されていても、胃粘膜の抵抗力が低下すれば、攻撃力が優位になるというわけです。

このように、胃潰瘍の発症を、攻撃因子と防御因子の力関係で説明することを「胃潰瘍天秤説《てんびんせつ》」と言います。攻撃因子を優位にする要素は、ストレス、栄養障害、細菌感染、体質、性格など。いっぽう、自律神経やホルモンの働きが悪くなると、防御因子が弱くなりますが、自律神経やホルモンの働きを崩す最大の要因はストレスですから、胃潰瘍はストレスに対する体の反応ととらえることができます。

胃潰瘍の代表的な症状は、みぞおちや腹部の痛み、胸やけ、げっぷ、嘔吐、吐血《とけつ》(潰瘍から出血して血を吐《は》く)、下血《げけつ》(便に血が混ざる)など。痛みの程度は、激しい痛みから、なんとなく痛いといった程度まで、人によってさまざまです。

胃潰瘍がひどくなると、大出血(吐血、下血)、穿孔《せんこう》、狭窄《きょうさく》(通過障害)などの合併症が起こり、手術が必要になるケースもありますが、最近は、胃液の分泌を抑えるH_2ブロッカーやプロトンポンプ阻害薬など、すぐれた治療薬が開発されたため、服薬だけで治癒する症例がほとんどです。

したがって、私の家族が胃潰瘍にかかった場合、月並《つきな》みですが、服薬治療を行ない、精神的ストレスや疲れが蓄積しないよう、おだやかな暮らしを心がけさせます。また、不規則な生活や睡眠不足、暴飲暴食などをしないように注意すると思います。ちなみに、私の場合、おだやかな暮らしは逆にストレッサー（ストレス要因）になるので、今まで通り、薬を片手に、忙しい生活を送ることになるでしょう。

いっぽう、ヘリコバクター・ピロリ（以下、ピロリ菌）が胃に生息していると、胃がんだけではなく、胃炎や胃潰瘍になりやすいと言われています。

というのも、ピロリ菌は、空腹時でpH（ピーエイチ、水素イオン指数のこと。7で中性、それより大きければアルカリ性、7未満で酸性）が1～2という強い酸性の胃液のなかで生息するために、「ウレアーゼ」という酵素を出し、胃のなかの尿素を分解してアンモニアを作り出します。アンモニアはアルカリ性ですから、ピロリ菌の周囲を中和し、ピロリ菌が生息できる環境に整えると同時に、胃粘膜を傷つけ、胃炎や胃潰瘍の原因になっているからです。

ピロリ菌さえ除去すれば、胃炎、胃潰瘍、胃がんなどの胃の問題がすべて解決するとも思えませんが、ピロリ菌が胃がんの原因となっているのも事実です。

結論として、胃潰瘍の再発などを繰り返すような人は、担当の医師と相談し、除菌するのも治療のひとつの方法だと思います。

18 家族が、過敏性《かびんせい》腸症候群になったら

「営業部の目標達成グラフで、好成績を挙げている人の3分の2は下痢。営業部員の話を聞けば聞くほど下痢ばかり。ストレスが相当溜まっているんだろうな、と思いましたよ」

これは、アルバイトで企業の健康診断を担当した若い医師の話として、友人から仕入れた話です。また、「通勤途中にいつも便意を覚え、駅のトイレに駆け込む」「会議になると必ず下痢をする」という人が最近、増加しているようです。

これは、過剰なストレスなどを原因に下痢、便秘、腹部異常を繰り返す「過敏性腸症候群（IBS＝Irritable Bowel Syndrome　以下、IBS）」という病気で、20～30代の男性に多いとされています。

腸は「脳腸相関《のうちょうそうかん》」と言われるように、脳と密接に関係しています。脳が不安やストレスを感じると、その信号が腸に伝わり、腸の運動に影響を与えることがわかっています。

ＩＢＳの患者さんは、この信号が伝わりやすく、腸は過剰に反応してしまいます。最近は、この脳腸相関にセロトニンという物質が深くかかわっていることや、腸内のセロトニンをコントロールすることで、ストレスを受けても症状を抑えられることがわかってきました。

セロトニンと言えば脳内物質と思っている人が多いのですが、実は脳にあるセロトニンは人体の全セロトニン量の１～２％程度、90％は腸内に存在しています。脳がストレスを感じると、脳から腸へ、そのストレスが伝達されます。そして、腸内の大量のセロトニンが働くことで、腸や大腸が過剰に反応し、腹部異常が起こると考えられます。

その結果、大腸の蠕動《ぜんどう》運動がさかんになると、内容物の水分が十分に吸収されないまま排泄《はいせつ》され（下痢）、逆に蠕動運動が減少すれば、内容物の水分が腸内で吸収されすぎて硬い便になる（便秘）、というわけです。

ＩＢＳ治療は、食事療法（香辛料《こうしんりょう》や冷たい飲食物、脂《あぶら》っこいものなどを避ける。乳製品やアルコールも下痢の原因になる可能性があるので控える）、運動療法（適度な運動は腸の働きを整える効果が期待できる。気分転換、ストレス解消にもなるので、体操や散歩などの軽い運動がおすすめ）、薬物療法が基本です。

医師の処方薬には、セロトニン3受容体拮抗薬（腸内でのセロトニンの作用を抑え、下痢や腹部の不快感を抑える）、乳酸菌製剤（腸内環境を整える）、高分子重合体（便の水分量を整え、適度な硬さに調整する）などがあります。

また、IBSの患者さんのなかには、心療内科へ通い、一般心理療法や自律訓練法を受ける人もいます。

自律訓練法は、ドイツの精神医学者ヨハネス・ハインリッヒ・シュルツが考案した自己暗示訓練法で、自分で心をリラックスさせることで、不安やストレスで乱れた自律神経（交感《こうかん》神経と副交感神経）のバランスを整える方法です。IBSとストレスは深く関与しているので、治療効果が期待できるでしょう。

ただ、「下痢や便秘でいちいち病院に通っていられない。市販薬で十分対応できる」と言う人がほとんどです。私もしょっちゅう下痢をしますが、処方薬は使わず市販薬を服用しています。

医師であれば本来、「市販薬などでまぎらわせていると慢性化する可能性が出てきます。ささいなことで腹部異常を起こすことがあるので、きちんと病院の治療を受けてくださ い」と言うべきでしょうが、私自身が市販薬を使っているようでは説得力がありません。

それより、ストレス社会と言われる現代では、「ＩＢＳなどあたりまえ。下痢をしたら市販薬を使えばいい」「通勤途中に下痢をするから、駅のトイレを決めている」と、あまり深刻に考えずに生活するほうが、逆にストレスを軽減し、ＩＢＳを減らすのではないかと、私は思います。

19 家族が、歯周病になったら

古い話で恐縮ですが、「リンゴをかじると歯茎《はぐき》から血が出ませんか？」というテレビCMを覚えていませんか。ある歯みがきメーカーの歯周病予防のCMですが、いまだにこのキャッチコピーを覚えているのですから、なかなか名CMだと思います。

しかし、「歯茎から血が出ても、すぐに止まるし、痛みもないから気にしていない」と軽く考えている人が多いのではないでしょうか。

確かに、歯周病菌（ポルフィロモナス・ジンジバリスなど）に感染しても、初期は痛みを感じません。ただ、歯周病が進行すると歯が抜け落ちるだけではなく、ひそかに細菌が体内に入り込み、深刻な病気を引き起こす可能性が指摘されています。30代以上の日本人の70％以上が感染していると言われる歯周病。けっして侮《あなど》ってはいけない病気です。

仮に、28本の歯のすべてが感染すると、歯周病菌と歯茎が接する面積は約72㎠にも達します。これは、ほぼ手のひらと同じ大きさです。つまり、歯周病とは、慢性的な炎症や出血を繰り返す手のひらサイズの潰瘍を、口のなかに抱えているのと同じことなのです。そして、激烈な痛みとともに1本1本歯が抜け落ちて、30～40代で総入れ歯という笑えないケースもあります。

歯周病菌は嫌気性菌《けんきせいきん》（空気を嫌う性質がある細菌）のため、歯周病が進行する段階で、歯茎から毛細血管《もうさいけっかん》に入り込み、頭痛、倦怠感といった全身の不調を引き起こすほか、糖尿病、心筋梗塞、狭心症《きょうしんしょう》、脳血栓《のうけっせん》、脳梗塞といった命にかかわる重大な病気の発症にもかかわっています。心筋梗塞で死亡した人の血管内の血栓を調べると、そこから歯周病菌が発見されたという報告が数多く寄せられています。

また、歯周病菌は女性の健康と密接にかかわっています。歯周病菌は、月経時に分泌される女性ホルモン（エストロゲン）を栄養として増え続けます。歯周病の女性が妊娠すると、未熟児出産や早産を起こす確率は歯周病のない人の7倍、定期的な飲酒者の3・5倍、高齢出産の2倍にもなるという研究データも報告されているほどです。

このように、歯周病菌は全身を巡り、多くの病気にかかわっているのですから、たかが歯周病と思わずに、早めに手当てしたほうがいいでしょう。

ちなみに、歯周病の予防はていねいなブラッシングに尽きると従来は言われてきました。しかし、最近はどんなに口が汚れていても歯周病にならない人がいる半面、一生懸命《いっしょうけんめい》歯ブラシを使い、ていねいな手入れをしても歯周病になる人もいることから、歯周病は単なる感染症ではなく、複数の環境要因と遺伝要因が複合した生活習慣病なのではないか、と考えられるようになっています。

とはいえ、家庭でできる歯周病予防は、やはりていねいな歯磨《はみが》きと口腔《こうくう》ケア。私は3カ月に1回、歯科医に通い、歯石《しせき》を取ってもらっています。

歯周病は痛みが出てから、虫歯と勘違いして歯科を受診する人が多いようです。そこで歯周病と診断されれば、とにかく徹底的に治療すること。多くの歯が歯周病にかかっていると治療に時間がかかることもありますが、根気よく治療に通い、完治させ、その後も定期的に歯科検診を受けることが大切です。

20

家族が、緑内障《りょくないしょう》になったら

日本人の失明原因第2位の緑内障（1位は糖尿病性網膜症《もうまくしょう》）。もしかかったら、眼科で治療するしかありません。私の妻や両親が「最近、見えにくい」「視力が落ちた」「視野が狭くなった」などといった緑内障と思《おぼ》しき症状を訴えれば、「とにかく早く、眼科へ行きなさい」と言うしかありません。

緑内障は、眼球《がんきゅう》内部の圧力（眼圧《がんあつ》）が高まり、視野が狭くなる病気です。しかし、進行が非常に遅いうえ、両眼同時に起こることはまれなので、気づかないことが多く、みすみす症状を悪化させ、取り返しのつかない事態に追い込まれる人が多いのです。

眼圧が上昇する原因により、原発《げんぱつ》緑内障、発達緑内障、続発《ぞくはつ》緑内障に分けられ、さらに原発緑内障と続発緑内障は開放隅角《かいほうぐうかく》緑内障、閉塞隅角《へいそくぐうかく》緑内障に分けられます。

眼球のなかには房水《ぼうすい》と呼ばれる水が入っており、循環しています。房水の流入量が多か

図表10　目の構造

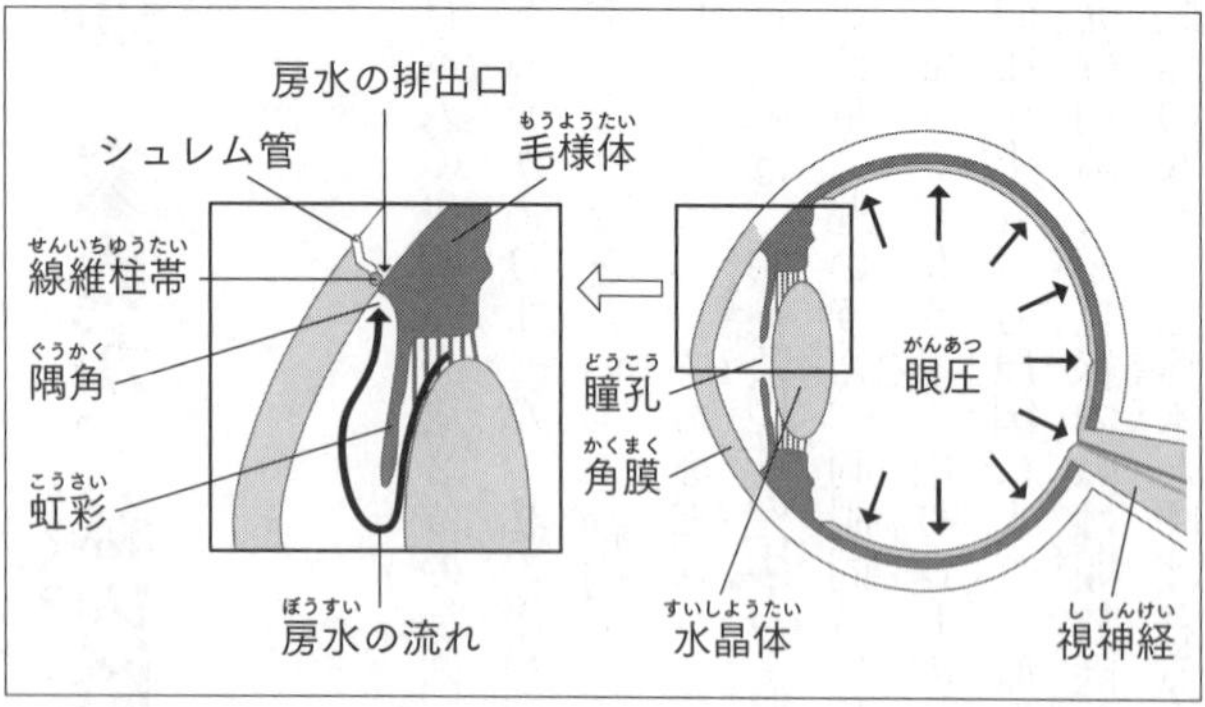

ったり、排出量が少なかったりすると、眼圧が高くなります（図表10）。房水は、隅角《ぐうかく》という部分から、フィルターにあたる線維柱帯《せんいちゅうたい》、シュレム管を通って眼の外に出ていきますが、線維柱帯がなんらかの理由で徐々に目詰まりし、房水の産生《さんせい》と排出のバランスが崩れると、眼圧が上昇し、視覚異常につながります。

しかし、最近の大規模な調査で、日本人の緑内障の約70％は、眼圧が正常（10～21㎜Hg）と判明しました。これを「正常眼圧緑内障」と言いますが、正常眼圧でも、さらに眼圧を下げると症状を緩和することができると言われています。

慢性緑内障の治療は、眼圧を下げる点眼薬《てんがんやく》を生涯にわたり用います。いったん失われた視神経《ししんけい》の損傷は回復することはありませんが、眼圧コントロールが治療の基本です。

いっぽう、急性緑内障の場合は、まず薬物で眼圧を下げたあと、レーザーで虹彩《こうさい》のつけ根近くに孔《あな》を開けたり、虹彩の周辺部を一部切除したりして、房水の排水バイパスを確保する手術を行ないます。

緑内障は、中高年の代表的な病気です。老眼鏡をかける頃から発症頻度が高まるので、40歳を過ぎたら、年に一度は眼科検診を受けたほうがいいでしょう。

21 家族が、前《ぜん》立《りつ》腺《せん》肥大症になったら

前立腺は精子を保護する前立腺液を作る臓器で、尿道《にょうどう》を取り囲むように位置しています。この前立腺の組織が瘤《こぶ》のように大きくなって尿道を圧迫し、尿の出が悪くなる、残尿感が強くなるなど、さまざまな症状を現わす病気が前立腺肥大症です。中高年男性のほとんどにこの瘤が認められますが、その段階ではまだ病気ではありません。瘤により、なんらかの症状が現われると、前立腺肥大症と診断されます。

原因は、男性ホルモンと女性ホルモンのバランスの変化と推測されています。つまり、正常な男性に起こる更年期《こうねんき》障害のようなもので、生理的な変化です。したがって、加齢とともに男性に現われる症状と割り切るしかありません。

とはいえ、前立腺肥大症が進むと、尿閉《にょうへい》（排尿ができなくなる）し、腎臓に尿がたまる水腎症《すいじんしょう》や腎不全、尿毒症《にょうどくしょう》を誘発することもまれにあるので、注意が必要です。尿意を

22 家族が、子宮筋腫《しきゅうきんしゅ》になったら

子宮筋腫は子宮内に、腫瘤《しゅりゅう》ができる病気です。しかし、良性《りょうせい》ですから命が脅《おびや》かされる心配はありません。ただ、放置しておくと、10kg大まで大きくなるケースもあります。

子宮筋腫は女性ホルモンと密接に関係しているため、閉経すると筋腫は縮小します。筋腫は単一の場合と複数できる場合があり、子宮内の筋腫ができる場所により、粘膜下《ねんまくか》筋腫（子宮の内側）、筋層内《きんそうない》筋腫（子宮の筋肉のなか）、漿膜下《しょうまくか》筋腫（子宮の外側）に分けられます。

代表的な症状は月経過多《かた》と月経痛。その他、月経以外の不正出血、腰痛、頻尿《ひんにょう》などがあります。症状は、筋腫ができた場所によってまちまちですが、若い人では妊娠しにくくなったり、流産しやすくなったりするので、出産の希望、予定のある人は産婦人科を一度受診するといいでしょう。外来での一般的な診察と超音波検査で、簡便に診断できます。

治療法は筋腫のできた場所や症状によって異なりますが、一般的には薬物療法と手術療法が採用されます。

薬物療法には、閉経状態にしてしまう薬（偽《ぎ》閉経療法）やピル（経口避妊薬）を用いる方法があります。最近のピルは女性ホルモン量が少ないので、筋腫が大きくならず、症状も楽になりますが、長期的に服用できないのが問題とされています。

手術療法には、子宮全摘術と子宮はそのままで筋腫部分だけ取る手術（筋腫核出《きんしゅかくしゅつ》）があります。最近はこれらの手術に腹腔鏡《ふくくうきょう》（48で詳述）を使って行なう施設も増えてきましたが、大きさやできた場所によっては難しいこともあります。その他、子宮に栄養を供給する血管を遮断《しゃだん》する子宮動脈塞栓術《そくせんじゅつ》という治療法もあります。

さて、私の娘や妻が子宮筋腫に悩んでいたらどうするでしょう。

まず、娘は将来的に結婚し、子どもを産むことになるでしょう。そうであれば、子宮筋腫があることにより、妊娠の確率が低下するという明確な事実がない限り、子宮筋腫の筋腫部分の摘出はすすめません。それは、いくら月経痛がひどくても、経血《けいけつ》が多くても同様です。しかし、子宮筋腫により、不妊という状況が起こっていれば、治療せざるを得ないでしょう。

また、妻の場合は、すでに子どもをもうけ、今後、子どもをつくる状況にはありません。しかし、それでも子宮筋腫の筋腫部分の摘出はあまりすすめません。閉経すれば筋腫は縮小するのですから、「放置しておけば、自然に楽になるよ」とアドバイスするでしょう。

男性のなかには「痛みがひどいなら、子宮じたいを取ってしまえばいい」と言う人もいますが、私は閉経前であれば、子宮は残しておいたほうがよいと思いますが、閉経後であれば、個人の意思によりケースバイケースでよいと思います。

23 家族が、性病になったら

家族が性病になったら――かなりシュールなテーマです。たとえば、私に覚えがないのに妻が性病になった、あるいは妻に覚えがないのに私が性病になったら、これは大変な話に発展するので、ここでは、もし息子が性病にかかったら、と想定して話をすすめます。

まず、その性病が治る病気か、治らない病気かによって対応は異なります。前者の代表は梅毒《ばいどく》、尖圭《せんけい》コンジローマ、クラジミアなど。これらは、薬物療法によって短期間で治るので、すぐに病院の泌尿器科（女性は婦人科でもよい）の受診をすすめます。以前は「性病科」と堂々と看板を出していた病院もありましたが、最近は診療科目に標榜できませんし、性病科では患者さんが恥ずかしくて入れないでしょう。

それから、絶対にパートナーとの同時治療をすすめます。性病になった原因がどちらにあっても、一緒に治療しないと性病はピンポン感染（どちらかが治っても、また相手からうつされること）を繰り返します。浮気などではなく、決まったパートナーと性交渉をしているのに、性病にかかった場合は、必ず相手にも性病があるはずです。

治らない性病の代表は、エイズ（ＡＩＤＳ＝Acquired Immune Deficiency Syndrome／後天性免疫不全症候群）やC型肝炎。C型肝炎は16でもお話ししましたが、ＳＴＤ（性行為感染症）に分類されるので、性病と言ってもいいでしょう。

エイズは、ＨＩＶ（＝Human Immunodeficiency Virus／ヒト免疫不全ウイルス）のほか、輸血で感染することもあります。しかし、感染しても、新薬が開発されたため、発病しなくなりました。以前はカポジ肉腫《にくしゅ》などを併発し、末期的な状況へ進みましたが、今は心配することはありません。エイズはもはやコントロールできる病気であり、死ぬことはほとんどないのです。

ただ、薬がかなり高いので、全面的に補助する日本など先進諸国を除き、発展途上国では悲惨な状況が続いています。また、発症は抑えられても、感染力は残っているので、性交渉を行なう場合は必ず避妊具を使わなければなりません。

ところで、「日本人にエイズがまた増えている」という報道がありました。新しい薬が開発され、発症しないという認識が広がって警戒感が薄れたのか、それとも、この情報を逆手に取って無軌道な性交渉をする人が増えたのかはわかりませんが、エイズは一度かかると治らない病気です。ここを十分に考えて行動してほしいと思います。

いっぽう、梅毒が若い女性に急増していると、このほど国立感染症研究所から発表されました。梅毒が胎児に感染すると重い障害が残ったり、死産につながったりすることもあるので、くれぐれも注意してください。

第4章

つきあっていく病気

24 家族が、膠原病《こうげんびょう》になったら

膠原病――。読者は、非常に難しい病気と思われるかもしれません。膠原という、なじみのない言葉が使われているだけに、当然でしょう。

膠原とはコラーゲンのことで、一九四二年にアメリカの病理学者ポール・クレンペラーが、リウマチ熱、慢性関節リウマチ、全身性エリテマトーデス、全身性硬化症《こうかしょう》、皮膚筋炎、多発性動脈炎などを「Collagen Disease」と名づけたことから、日本では膠原病と訳されました。

これらの病気の原因は、自己免疫。つまり、自分の体の組織でありながら、自分の体のものではないと認識し、拒絶反応を起こしてしまう病気です。主に皮膚や関節などコラーゲンが存在する結合組織のなかの膠原線維に変性《へんせい》が認められ、男女比では、圧倒的に女性に多く発症しています。

症状は、全身性硬化症は全身の皮膚が硬くなり、全身性エリテマトーデスは皮膚に蝶《ちょう》形紅斑《けいこうはん》や円板状紅斑が現われますが、いずれの膠原病も多くの臓器に影響をおよぼすので、発熱・全身倦怠感などの炎症症状、関節炎、皮疹《ひしん》、精神神経症状、腎障害、心臓や肺の病変、血液の異常など、多様な症状を示します。

しかし、なぜ自己免疫が強く働いてしまうのか、よくわかっていません。したがって、根本的な治療法はなく、免疫抑制剤やステロイドを使いながら、対症療法を行なっているのが現状です。

膠原病は治療が難しい病気ですが、基本的に良性疾患ですから、一部の症例を除き、死に至る病気ではありません。そのかわり、一生かけて長くつきあわなければなりません。

このように、膠原病は原因や治療法などわからないことが多いのですが、比較的ポピュラーな病気です。読者のなかにも、親戚、友人に「慢性関節リウマチにかかっている人がいる」という人が多いのではないでしょうか。

そして、自己流の食事療法や漢方療法、なかには宗教的な治療にはげんでいる人もいるかもしれません。治癒が困難で闘病生活が長期にわたる病気の場合、ありがちなことですが、それはよくありません。

もし、私の家族が膠原病にかかったら、「治そうとは思わずに投薬治療を続け、病気をコントロールしていきなさい」と言います。「完治は困難だけど良性疾患だから、長く病気とつきあっていこう」と割り切ることが必要だと思います。

25 家族が、更年期《こうねんき》障害になったら

女性なら、避けては通れない更年期。イライラ、発汗、ホットフラッシュ（のぼせ、ほてり）、肩こりなど、心身の不調に悩む女性は多いことでしょう。

日本人の閉経年齢は50〜51歳と言われ、一般的には閉経をはさんだ45〜55歳の約10年間が「更年期」と言われています。しかし、閉経年齢には個人差があり、40代前半から始まるケースも認められます。そして、更年期に生じるさまざまな症状（図表11）により、日常生活に支障をきたせば「更年期障害」と診断されます。

更年期障害の症状や苦痛、不快感は個人差が大きく、病気という意識を持てずに病院を受診しないケースも少なくありません。更年期に該当する人で、原因不明の不調感を感じる場合は、婦人科を早めに訪ねることをおすすめします。

更年期障害の原因は、閉経により卵巣《らんそう》の機能が衰《おとろ》え、「エストロゲン（卵胞《らんぽう》ホルモン）」

図表11 更年期障害の症状

- 頭痛、頭重感
- ほてり、ホットフラッシュ
- めまい、耳鳴り
- イライラする、怒りっぽい
- 不安感、落ち込み、抑《よく》うつ
- 動悸《どうき》、息切れ
- 寝つきが悪い、不眠
- 性交痛、膣炎《ちつえん》
- 生理不順、不正出血
- 疲労感、倦怠感《けんたいかん》、無気力
- 頻尿《ひんにょう》、尿漏《にょうも》れ
- 手足のしびれ、かゆみ
- 肌の悩み
- 関節痛
- 目、口、鼻のドライ症状

※上記項目で10個以上あてはまると、更年期障害の疑いがあります

という女性ホルモンの分泌量が急激に減少することです。エストロゲンが減少すると、それまでエストロゲンにより調節されていた体のさまざまな機能が、うまく働かなくなったり、自律神経の調節ができなくなったりするので、心身の多くの部分に不調感が出るのです。

更年期の5～10年間でドラスティックに体が変化し、人生のひとつのステージを終えるという感覚は、実際にはどのようなものでしょうか。男の私にはとてもイメージできませんし、もし妻が更年期障害で苦しんでいたら、どのように対応するか悩ましいところです。

おそらく「更年期障害は時期が来れば必ず治る病気だから、それまでは病院でホルモン補充療法（HRT＝Hormone Replacement Therapy）などを受けるほうがいい。とにかく気を楽にしてつきあおうよ」などと月並みのアドバイスしかできないような気がします。

いっぽう、男性にも更年期障害（LOH《ロー》症候群＝Late Onset Hypogonadism Syndrome）はありますが、女性に比べて非常に穏やかに、静かに進行していくので、単なる老化現象と見過ごす人も少なくありません。

しかし、LOH症候群は、男性ホルモンのテストステロンの減少が原因で発症し、気力の減退、ED（＝Erectile Dysfunction／勃起障害）、性欲減退、筋力低下、抑《よく》うつ、落胆、不安などさまざまな症状が出現します。さらに、テストステロンの分泌量が少ないと、糖尿病、がん、心臓病にかかるリスクが高まると報告されています。

女性の更年期障害は閉経後5年程度でおおむね終息するのに対し、LOH症候群は早い人で40代に、遅い人では60～70代に現われるので、女性の更年期障害よりも長くつきあうこともあります。

26

家族が、骨粗鬆症《こつそしょうしょう》になったら

骨粗鬆症は、文字通り骨に鬆《す》（大根、ゴボウなどの芯《しん》にできる隙間《すきま》）が入ったように、骨《こつ》密度《みつど》が低下して（骨の質・量ともに低下し、骨の組織がスカスカになる）、骨折しやすくなる病気です。しかし、加齢とともに骨がもろくなる（原発性《げんぱつせい》骨粗鬆症）のは当然ですから（図表12）、普通の人より骨の劣化《れつか》スピードが速い人に対し、この病気が診断されます。

では、なぜ人より早く骨がスカスカになるのでしょうか。それには、若い頃からの食習慣、運動習慣などに加え、遺伝的要因も指摘されています。

また、閉経後の女性に多く見られることから、女性ホルモンの分泌量の低下により骨がもろくなるとも言われていますが、はっきりしたことはわかっていません。また、なんらかの病気や治療のための服薬が原因で起こることもあり、これを「続発性《ぞくはっせい》骨粗鬆症」と言います。

図表12 加齢による骨量の変化

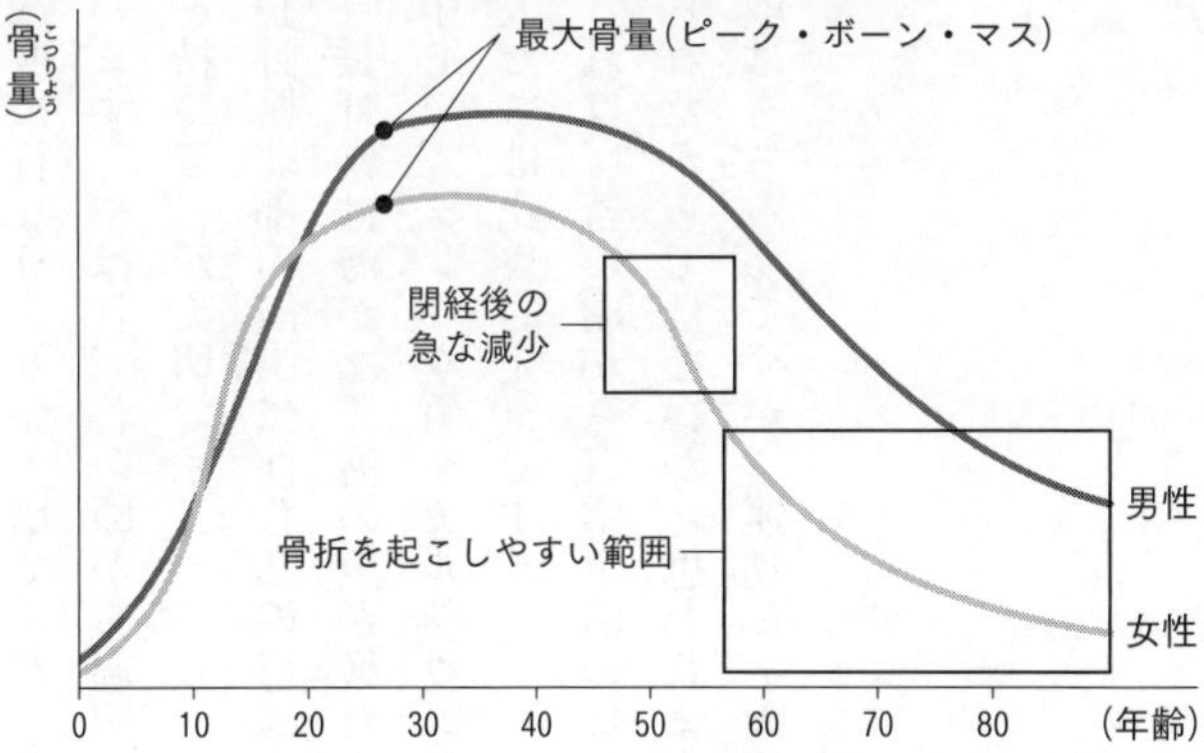

（日本ビタミン学会監修『骨粗鬆症』他より）

しかし、骨がもろくなっても、直接命にかかわるわけではありません。骨粗鬆症により骨折し、運動機能が制約されたり、寝たきりになったりすることが怖いのです。特に、高齢者が転倒などにより、腰椎や大腿骨頸部《だいたいこっけいぶ》などを骨折すると、ほとんどの場合寝たきりになり、その後は坂道を転《ころ》げ落ちるように、体の状態は悪化していきます。

骨粗鬆症の治療は、生活指導と服薬治療を中心に行なわれます。薬は活性型ビタミンD_3製剤（腸からのカルシウム吸収量を増やす）、ビタミンK_2製剤（骨形成を促進し、骨折を防ぐ）、女性ホルモン製剤などが用いられますが、一度スカスカになった骨を元に戻すことは困難です。

いっぽう、食事でカルシウムやビタミンDを意識的に摂《と》ること、ウォーキングなどの軽めの運動を適度に行なうことが大切ですが、骨粗鬆症と診断されてから始めても効果は限定的だと思います。やはり、若い頃から適切な栄養を摂り、運動を行ない、骨粗鬆症を予防する意識を持つことが大切です。

長野県北部の飯山《いいやま》に住む私の母は80歳間近《まぢか》ですが、骨粗鬆症もなく元気に過ごしています。長野県は海がなく海の魚が獲《と》れません。そのため、昔の食生活は山菜類、豆類、野菜類中心で、タンパク質やカルシウムがどうしても不足しがちでした。しかし、両親や周囲の人たちは比較的元気です。

これは、若い頃から日常生活のなかで山道などを歩いてきたため、自然と骨や筋肉が鍛《きた》えられたからではないかと思われます。このように考えると、骨粗鬆症予防は適切な栄養摂取はもちろんですが、運動こそ大切ではないか、と私は思っています。

27 家族が、糖尿病になったら

今や、日本人の「国民病」とも言われる糖尿病（2型）。厚生労働省の二〇一四年の「患者調査」によると、実際に糖尿病治療を受けている患者数は約316万人、その予備群まで含めると2000万人を超えるというので驚きます。

糖尿病は血液中の血糖《けっとう》（ブドウ糖）を、細胞のなかに取り込むために必要なインスリンというホルモンの分泌量が少ないか、十分に分泌されても働きが弱いと、血液中に大量の血糖が残り、高血糖状態を示すことで発症します。

家族性（特定の疾患や病気がある家族、家系に集中して発生すること）が強く、両親に糖尿病があれば、その子どもが糖尿病にかかる可能性は58％、父母どちらかが糖尿病では27％との報告があります。しかし、糖尿病になりやすい体質を受け継いだからといって、誰もが糖尿病になるわけではありません。食事や運動を含めた生活習慣が糖尿病を引き起こす、と考えたほうがよいでしょう。

もし、私の家族が糖尿病にかかったら、注意することは「糖尿病性網膜症」「糖尿病性腎症《じんしょう》（28で詳述）」「糖尿病性神経障害」の三大合併症まで進行させないようにします。成人の失明率は、糖尿病性網膜症が1位です。また、人工透析《じんこうとうせき》を受ける患者さんは糖尿病性腎症の人がもっとも多く、糖尿病性神経障害により足を切断する人も少なくありません。

とはいえ、糖尿病は血糖値さえコントロールしていれば、それほど怖い病気ではありません。というより、俗に「一病息災《いちびょうそくさい》」と言われるように、糖尿病があるがゆえに生活習慣を改善し、健康的な人生を送ることも可能です。

血糖コントロールの指標は、ヘモグロビンA1c（HbA1c）。これは全身に酸素を運ぶヘモグロビン（赤血球）に、ブドウ糖がどの程度付着しているかを示す数値です。ヘモグロビンは1～2カ月で代謝されるので、全ヘモグロビン量の何％にブドウ糖が結合しているかを調べれば、ここ1～2カ月の血糖値のレベルが把握できます。

血糖コントロール評価表（図表13）によると、6・9～7・4％未満が可（不十分）とされていますが、私はこのレベルで十分だと思います。

図表13 糖尿病の診断基準と血糖コントロール評価

			HbA1c（NGSP値）	HbA1c（JDS値）
糖尿病の診断基準（糖尿病が強く疑われる）			6.5%以上	6.1%以上
血糖コントロール評価	優		6.2%未満	5.8%未満
	良		6.2〜6.9%未満	5.8〜6.5%未満
	可	不十分	6.9〜7.4%未満	6.5〜7.0%未満
		不良	7.4〜8.4%未満	7.0〜8.0%未満
	不可		8.4%以上	8.0%以上

●JDS（Japan Diabetes Society）値
…2012年３月まで使用されていた日本独自の値《あたい》

●NGSP（National Glycohemoglobin Standardization Program）値
…多くの国で使用されている国際標準値。JDS値に0.4%を加えた値

なぜなら、「厳格な血糖コントロールは命にかかわる」という、これまでの糖尿病の常識を覆《くつがえ》す事実が、二〇〇一年から、1万人以上の糖尿病患者を対象に、アメリカ国立衛生研究所が行なったアコード試験（糖尿病の血糖コントロールを正常化させることで、心血管障害に与えるリスクに低減があるかどうかを調査）で判明したからです。

また、このアコード試験の追試として、二〇一〇年に行なわれたイギリスのカーディフ大学の研究（被験対象4万8000人）では、死亡率がもっとも低くなるのはヘモグロビンA1c7・5％であり、これと比較して、同6・4％は死亡率が52％上昇し、同11・0％では79％も上昇したのです。

ですから、私の家族が糖尿病になったとしても、厳格な血糖コントロールはすすめません。適切なカロリー量を超えなければ、「何を飲んでもいいし、食べてもいい」とアドバイスをします。ただし、ビールも飲みたい、酒も飲みたい、ケーキも食べたい、ご飯もたくさん食べたいというのでは、血糖コントロールは確実に失敗します。

「ケーキは食べたいけれど、夜にビールを飲むから、ここは我慢」「ランチをすこし食べすぎたので、夕飯は控えめにしよう」というようなメリハリが、血糖コントロールには必要です。

28 家族が、腎臓病《じんぞうびょう》になったら

腎臓は、血液を濾過《ろか》して老廃物《ろうはいぶつ》や塩分を尿として体外へ排出し、必要なものを再吸収して体内にとどめる働きを持っています。

しかし、腎臓の働きが徐々に低下し、尿量が減り、老廃物、毒物《どくぶつ》、水分、塩分などの排泄が十分にできなくなると「尿毒症《にょうどくしょう》」を発症します。尿毒症を放置しておくと、心臓、消化器、脳神経に障害を与え、数日から数カ月で死に至る危険な状態に陥ります。これを「慢性腎不全」と言います。

その代表的なものは、糖尿病性腎症（糖尿病により高血糖の状態が5～10年以上続くと、腎臓の糸球体《しきゅうたい》の毛細血管が硬化し、濾過機能が低下）、慢性腎炎（慢性糸球体腎炎。糸球体が障害を受け、徐々に腎機能が低下する病気の総称）、腎硬化症《じんこうかしょう》（高血圧により、腎臓細動脈《さいどうみゃく》に動脈硬化が起こり、濾過機能が低下）です。

これらの病気により、腎臓の機能が10％以下になると、腎機能は回復しないので、腎臓の機能を人工的に代替《だいたい》する血液透析や腹膜《ふくまく》透析、あるいは腎移植（生体《せいたい》腎移植や死体腎移植）を受けないと、命を長らえることはできません。

27でもお話ししたように、糖尿病性腎症から透析に至る人は近年増え続けており、最近10年間でほぼ倍増。糖尿病人口の増加とともに、国民医療経済にも大きな影響を与えています。

私が慢性腎不全になってしまったら、迷わず腹膜透析を選択します。

現在、透析を受けている患者さんのほとんどは、血液透析です。この方法は、血液を1回体の外に出して人工腎臓（血液透析器＝ダイアライザー）を通し、老廃物や過剰な水分を取り除き、浄化された血液を再《ふたた》び体内に戻します。血液透析を行なう患者さんは平均週3回、1回4時間も透析を受ける医療施設のベッドの上で過ごさなければなりません。この時間が、私は惜《お》しくてしかたがありません。

腹膜透析は直接透析液をお腹《なか》に注入し、一定時間貯留《ちょりゅう》している間に、腹膜を介して血中の尿毒素、水分、塩分を透析液に移動させます。十分に移動した時点で、透析液を体外に取り出すことにより、血液が浄化されるので、自宅や職場で行なうことも可能です。

最近は自動腹膜灌流《かんりゅう》装置（サイクラー）を使うことで、自宅で就寝中に透析が行なえるようになりました。日中は比較的自由に動けるので、私にもっとも適した透析方法だと思います。

以前は、透析についてネガティブなイメージを持つ人が少なくありませんでした。一度透析を始めると、5年程度しか生きられない、旅行にも行けない、自由がなくなるなどと感じる人もいたようです。しかし、現在の透析技術は著《いちじる》しい進歩を遂《と》げており、透析開始後20〜30年も元気に過ごしている人も珍しくありません。

また、透析患者さんのネットワークや協力病院を見つければ、日本国内はもちろん海外旅行も可能です。つまり、透析に人生が縛《しば》られる時代ではすでにないということです。

29 家族が、狭心症《きょうしんしょう》（心筋梗塞《しんきんこうそく》）になったら

胸が締めつけられるように突然痛み出し、あわててニトログリセリン（血管拡張剤）を舌の下に含む――。テレビドラマなどでよく見かけるシーンですが、これは、おそらく狭心症の発作でしょう。

狭心症は、脂肪性沈着物《ちんちゃくぶつ》（アテローム）などにより動脈が狭窄《きょうさく》したり、けいれん性の収縮（攣縮《れんしゅく》）を起こしたりすることなどで、心臓の冠動脈《かんどうみゃく》に十分な血液を供給できず、心臓が必要とする酸素が不足することで発症します。いわゆる、動脈硬化による虚血性《きょけつせい》心疾患で、心筋梗塞も同様です。

階段の昇降、ストレスの多い会議といった日常の動作中や直後に起こる「労作性《ろうさせい》狭心症」、睡眠中や安静時に起こる「安静時《あんせいじ》狭心症」などが知られています。過度のアルコール摂取、急に寒いところへ出た時、食後、排便時などが発作の引き金になることもありま

す。症状は、一般的に胸の痛みや圧迫感、不快感に加え、時として胸やけ、肩こり、歯痛などを訴えるケースも多いのですが、15分ほどで治まります。

狭心症の三大リスクファクターは、脂質異常症、高血圧、喫煙。まさに、食事や生活習慣が原因ですから、治療は禁煙、食事、運動習慣などライフスタイルの改善指導とともに、心臓の負担を減らすためのβ《ベータ》ブロッカー、冠動脈をリラックスさせるためのカルシウム拮抗剤、冠動脈を拡《ひろ》げるための硝酸剤《しょうさんざい》などを用いた薬物療法が行なわれます。

最近は狭心症の治療法が圧倒的に進歩しており、死に至ることはほとんどなくなりました。したがって、妻が狭心症と診断されれば、「ほんのすこしの異変でも我慢せず、すぐに知らせてくれ」と言うでしょう。

現在、狭心症に対しては、「カテーテル」という道具を用いた治療（ＰＣＩ＝Percutaneous Coronary Intervention／経皮的《けいひてき》冠動脈形成術）や冠動脈バイパス術が行なわれています。これらの手術はほとんどリスクがなく、術後の予後《よご》も良いのですが、ＰＣＩでは抗血小板剤《こうけつしょうばんざい》という血栓予防の薬をしばしば飲む必要があることや、時間とともに冠動脈が再狭窄することが課題です。

いっぽう、冠動脈バイパス術は開胸するため、ＰＣＩより体への負担は大きいのですが、「内胸動脈《ないきょう》」という動脈硬化のしにくい血管を冠動脈とつなぐので、長期間の安定性にすぐれ、術後も長生きできます。

以前、天皇陛下もこの手術を受けられ、今はお元気に公務に復帰されています。私も、その時の病状にもよりますが、いきなり冠動脈バイパス術を選択するかもしれません。

発作後1時間以内に死亡

狭心症が悪化すると、心筋梗塞に移行します。特に、最近3週間以内で新たに発症した場合や、発作が次第に悪化しているような場合（痛みがひどくなる、発作回数が増える、あまり運動していない、もしくは安静にしているのに発作が起こる、などの変化が現われた場合）は、「不安定型」と言い、心筋梗塞へと進みやすいので、特に注意が必要です。

心筋梗塞は、冠動脈の血流がほとんど止まって通じなくなり、酸欠《さんけつ》と栄養不足から、心筋の一部が壊死《えし》するほど悪化した状態です。症状は、胸の中央または左胸部《さきょうぶ》に鉛《なまり》のかたまりを乗せたような重苦しい強い痛み、焼けつくような激しい痛み、肩や背中、首などにも痛みが放散、冷《ひ》や汗《あせ》や吐《は》き気《け》、呼吸困難をともなうなどですが、狭心症とは異なり、30分以上続くのが特徴です。

図表14 救命率と時間との関係

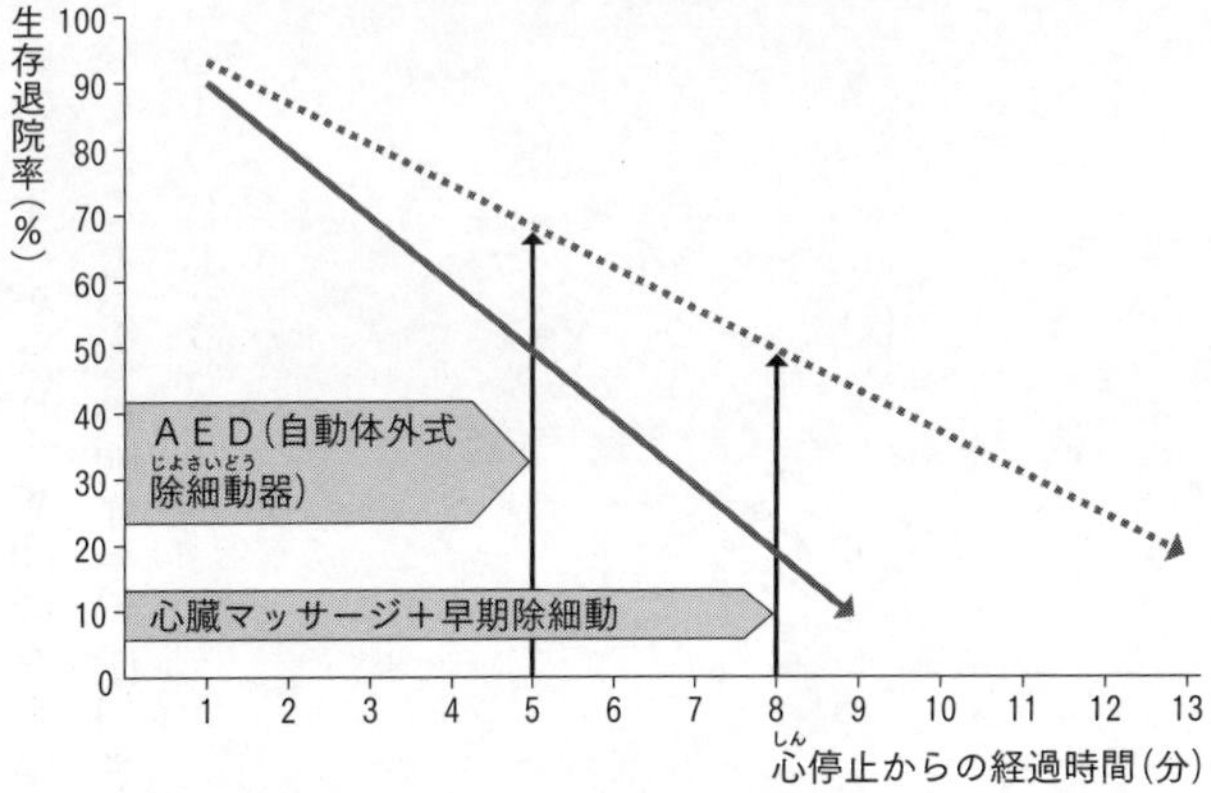

（アメリカ心臓協会「心肺蘇生と救急心血管治療のためのガイドライン2005」より）

もし、このような症状を感じたら、すぐに病院へ行ってください。

心筋梗塞の患者さんで亡くなる人の多くは、症状が治まると放置したり、救急車を呼んだりするほどでもないと高《たか》を括《くく》っていた人たちです。そして、意識がなくなるほどの大発作が起こり、病院の救命救急センターなどに救急車で搬送されても、ほとんどは1時間以内に亡くなります（図表14）。

「心臓の筋肉が壊死すれば死ぬのは当然」と、一般の人は解釈されているようですが、心筋梗塞で亡くなるのは、不整脈（15参照）が原因です。

したがって、心筋梗塞になっても薬物療法や外科的治療を受け、不整脈をコントロールすればいいのです。やはり、心筋梗塞も早期発見、早期治療が大切だ、ということです。

体験したことがない胸痛や、圧迫されるような胸苦しさがあった場合は、早めに検査を受けるようにしてください。

30 家族が、脳卒中《のうそっちゅう》になったら

いわゆる脳卒中とは、脳内の出血、血栓などが原因で症状が急激に出ること。医師の間では、この用語を使わず、「脳血管障害」と言います。

具体的には、脳の血管が詰まる「脳梗塞」、血管が破《やぶ》れる「脳出血」、動脈瘤《どうみゃくりゅう》が破裂する「くも膜下《まくか》出血」、脳梗塞の症状が短時間で消失する「一過性脳虚血《のうきょけつ》発作」の四つに分類されます。

いずれも、脳の血管が破れるか詰まるかして、脳に血液が届かなくなり、脳の神経細胞が障害される病気です。一過性脳虚血発作を除き、発作が起これば、命を落としたり、助かっても後遺症に悩まされたりするケースが少なくありません。やはり、脳卒中も心血管障害と同様に、早期発見・早期治療が大切です。

脳卒中の過半を占める脳梗塞は、脳動脈の閉塞や狭窄により、神経細胞に血液が十分に供給されなくなるものです。病態により「ラクナ梗塞」「アテローム血栓性脳梗塞」「心原《しんげん》性脳塞栓症《せいのうそくせんしょう》」の三つの病型に分けられ、細い血管の動脈硬化によるものはラクナ梗塞、太い血管の動脈硬化によるものはアテローム血栓性脳梗塞と呼ばれます。

心原性脳塞栓症は、心臓内にできた血栓などの異物が血液の流れに乗って脳に届き、脳動脈を詰まらせることで発症します。大きな血管を突然に閉塞させることが多いので、もっとも急激に症状が現われ、重症化するケースが少なくありません。

いっぽう、高血圧などで動脈硬化が進み、脳の血管が傷つき、出血するのが脳出血。脳の細小《さいしょう》動脈は脳内に入り込んでいるので、出血は脳内に広がり、あふれ出た血液により神経細胞が障害を受けます。

脳卒中のリスクファクターは高血圧、糖尿病、脂質異常症、不整脈、喫煙。さらに、男性、高齢者、肥満、過度の飲酒、運動不足などが脳卒中の危険因子として挙げられます。

治療の基本は、規則正しい生活習慣と食事療法です。特に、塩分の多い食事や高脂質でカロリーの高い食事は避けます。脳卒中発作の再発率は、年間5～10％程度とかなり高いことがわかっています。再発の危険性を考え、生活習慣の改善とともに治療薬の服用を継続しなければなりません。

ここまで書いて、わが身を振り返ると、医師でありながら暗澹《あんたん》たる気持ちです。私は、子どもの頃から野沢菜《のざわな》に醤油をかけて食べるような食習慣を続け、40代半ばで突然高血圧になりました。今は、薬物療法と塩分の少ない食事で高血圧をケアしていますが、まさに脳卒中予備群です。つまり、将来的に私が脳卒中の発作に襲われる可能性は高いうえ、その禍根《かこん》を子どもたちにも残してしまったのです。

ところで、脳卒中の予防のために、脳ドックの有用性が言われるようになりました。脳ドックについては46でお話しします。

31 家族が、うつになったら

漫画家の細川貂々《ほそかわてんてん》さんが二〇〇六年に発表したコミックエッセイ『ツレがうつになりまして。』をご存じですか。NHKがドラマ化したり（二〇〇九年）、東映系で映画化されたり（二〇一一年）したことは、記憶に新しいところです。

ストーリーは、うつにかかった「スーパーサラリーマン」のツレ（作者の夫）と、売れない漫画家の妻（作者）の闘病生活を描いたもので、自殺未遂、症状の改善、悪化などを織り込みながら、うつ病の実態を心情豊かに描いていました。

私は、このドラマを観《み》た時（医学的な評論や作品に対する感想は避けますが）、もし私の妻がうつになったらどうするだろうと考えました。

その場合、会社を休職して妻に寄《よ》り添《そ》い、細川貂々さんご夫婦のように二人三脚《ににんさんきゃく》で治療していくことがベストなのかもしれません。しかし、現在、私が社長を務める会社（再生医療）を休むことはできません。別居して妻の好きなところに住まわせます。

夫婦のどちらかがうつになる原因は、相手方から受けるストレスがほとんどです。妻がうつになったとすれば、私から受けるストレスが70～80％でしょうから、そのストレッサーから遠ざけます。「うつになったから、別居だ、離婚だ」というニュアンスではなく、あくまでも、うつの原因から遠ざけるということです。これは、子どもたちや親戚にも説明し、納得してもらいます。

そして、妻にはメンタルクリニックで薬物療法を受けさせます。現在、セロトニン（18参照）をコントロールするすぐれた抗うつ薬が開発されており、3カ月ほどすれば、落ち着くのではないかと思います。

しかし、うつは落ち着いても50～80％は再発し、再発を繰り返すたびに症状が悪化すると言われています。したがって、薬の服用や治療を中断する時は、私もメンタルクリニックに同行し、担当医師の説明を受けたいと思います。

うつに悩む人は現在、95万人もいるそうです。女性では、出産後や更年期に発症するケースも少なくないと言われているので、この年代の奥さんを持つ人は、十分に注意してほしいと思います。

32 家族が、認知症になったら

現段階で、私や妻が認知症になるとしたら、若年性《じゃくねんせい》アルツハイマーでしょう。
アルツハイマーは、脳細胞の変性、脱落などにより脳全体が萎縮する疾患で、若年性アルツハイマーは65歳未満で発症した人を対象とする病名です。早い人では30〜40代でも発症しますが、その数は全アルツハイマー患者の5％程度。家族性の発症がほとんどで、高齢者以上に進行が早いのが特徴です。

原因は諸説あり、まだはっきりわかっていませんが、β《ベータ》アミロイドというタンパク質の一種が脳内に蓄積することが発症に深くかかわっているのではないか、という「アミロイド説」が有力です。

若年性アルツハイマーの症状は、無気力感、個性の消失、抑うつなど、うつやせん妄《もう》などに似た症状から始まり、やがて記憶が損《そこ》なわれたり、人格が障害されたりしていきます。また、妄想や錯覚を覚え、夜間徘徊《はいかい》が多くなり、発症後10~15年で死に至ります。

アルツハイマーの根本治療は、現状では残念ながら困難ですが、薬物で進行を遅らせることは可能です。

さて、仮に、妻が若年性アルツハイマーと思《おぼ》しき症状を示した場合、まず、脳外科に行ってCTやMRIで脳腫瘍などの器質的な病変がないかを確かめます。そこで、なんの異常もなければ、若年性アルツハイマーを覚悟します。

そして、いよいよ症状が進んできたら、私は、ヘルパーを雇《やと》おうと思います。私も人格が破綻《はたん》していく伴侶《はんりょ》の姿を他人に見せたくはありませんが、まだ、学生の子どもたちに面倒を見てもらうわけにもいかないでしょう。

反対に、私が若年性アルツハイマーや認知症を発症したら、他のアルツハイマー患者さんや、そのご家族のように、経済的や社会的にさまざまな問題に直面すると思います。したがって、早期段階で人格が破綻する前に、公証役場《こうしょうやくば》で遺言書を作成し、人生の始末をつけようと思います。

33 家族が、寝たきりになったら

これも非常にリアルなテーマです。私の場合、80歳を過ぎた父と80歳間近の母が長野で暮らしており、近い将来、確実に考えなければならない問題です。特に、6㎝大に膨《ふく》らんだ解離《かいり》性《せい》大動脈《だいどうみゃく》瘤《りゅう》を抱える父は、担当医から「3年以内に60％の確率で破裂、その場合の死亡リスクは80％」と告《つ》げられています。

大動脈とは、心臓から全身に血液を送る血管で、その太さは直径3㎝ほど。この大動脈の本線からたくさんの動脈が枝のように伸び、全身にくまなく血液を届けています。その大動脈に瘤《こぶ》ができる病気を「大動脈瘤」と言い、真性《しんせい》、仮性《かせい》、解離性の3タイプに分類されます。

このなかでもっとも危険な大動脈瘤は、解離性です。解離とは、血管壁を構成する内《ない》膜《まく》、中膜《ちゅうまく》、外膜《がいまく》のうち、血液と直接接する内膜の一部が傷ついて亀裂が生じ、そこから血液がどんどん流れ込み、中膜と外膜をベリベリはがしていく状態。さらに、破れた中膜から血液が外膜に流れ込み、そこが瘤《こぶ》となって膨らみます。つまり、3層あった血管壁が外膜1枚になって、血液を支えているのですから、危険きわまりない状態です。

この治療には、内膜と中膜のはがれている部分を人工血管に置き換える手術が一般的です。担当医は、強く父にすすめましたが、この手術は胸から腹部にかけて大きく切らなければなりません。このため、父の答えは「この年齢になって、そんな大きな手術は受けたくない。絶対に嫌だ」というものでした。

私は、父がそう言うのも無理からぬことだと思います。高齢者の開腹《かいふく》手術は、人体に計《はか》り知れないダメージを与えます。医師としてはそれでもすすめるべきなのかもしれませんが、家族として、息子として、私は手術をすすめることはしませんでした。本人が望まない手術は、よほどのことがない限り、本人の意思が尊重されるべきだからです。

父の大動脈瘤が破裂すると、生存率は20％しかありません。幸運にも生存した場合でも、寝たきりになる可能性は高いと思います。その時、私は子として父と接しても、医師としては接しませんし、胃瘻《いろう》（胃内に管《くだ》を通して食物や医薬品を投与する処置）、点滴、人工呼吸器などの医学的対抗手段も、父が望まない限り取りません。

それでも、父が回復した場合、自宅で最期《さいご》を看取《みと》るのは無理でしょう。母も80歳間近ですから、父の面倒を1人で見るのは大変です。やはり、地元の病院か施設で面倒を見てもらうことになるでしょう。

ただし、父や母がどうしても自宅に戻りたいと言えば、退院させて、介護ヘルパーを頼みます。そこには経済的な問題なども絡むので、本人が望むすべてのことはできないかもしれません。しかし、なるべく父の望みは叶《かな》えてあげたいと思っています。

ところで、私の知人の伯母が35年の寝たきり生活を送り、最近亡くなったという話を聞きました。彼女は50代前半に医療ミスにより、下半身不随《ふずい》になって両足を切断。その後は、亡くなるまで自宅でのベッド上の生活を強《し》いられました。その間、面倒を見たのが今年90歳の夫と、近くに嫁《とつ》いだ60代の長女だったそうです。

35年の介護生活の熾烈《しれつ》さは想像もできませんが、日本の現代医療が抱える「寝たきり」と「老老《ろうろう》介護の現実」を、このケースは浮き上がらせているような気がします。

さて、第4章では、長くつきあっていく病気や認知症、寝たきりなど、現代社会に潜む問題についても話を進めてきましたが、次章では、がんに対する私の考え方をお話ししたいと思います。

第5章
がん

34 家族に、がん死亡が多かったら

「祖父と叔父ががんで亡くなりました。私もがんにかかる可能性が高いのでしょうか」

当社の社員と雑談中、このような質問を受けましたが、結論から言えば、がんは遺伝します。しかし、その確率は全がんの5％程度です。

図表15は、スウェーデン、デンマーク、フィンランドの4万5000組の双子《ふたご》を一卵性《いちらんせい》グループ（遺伝子は100％一致）と二卵性《にらんせい》グループ（同平均50％）に分け、11種類のがん（胃、大腸、膵臓、肺、乳房、子宮頸部《しきゅうけいぶ》、子宮体部、卵巣、前立腺、膀胱、白血病）について、両グループの同じがんの発生率を、長い年月をかけて追跡したデータです。

それによると、遺伝的要因が統計学的に確実に存在する（「統計学的に有意《ゆうい》」と言います）がんは大腸がん、乳がん、前立腺がんの3種でした。遺伝的要因がもっとも高い前立腺がんでも、遺伝的要因で発生するのは42％。つまり、58％は遺伝以外の環境要因で発生して

図表15 がん発生における遺伝的要因

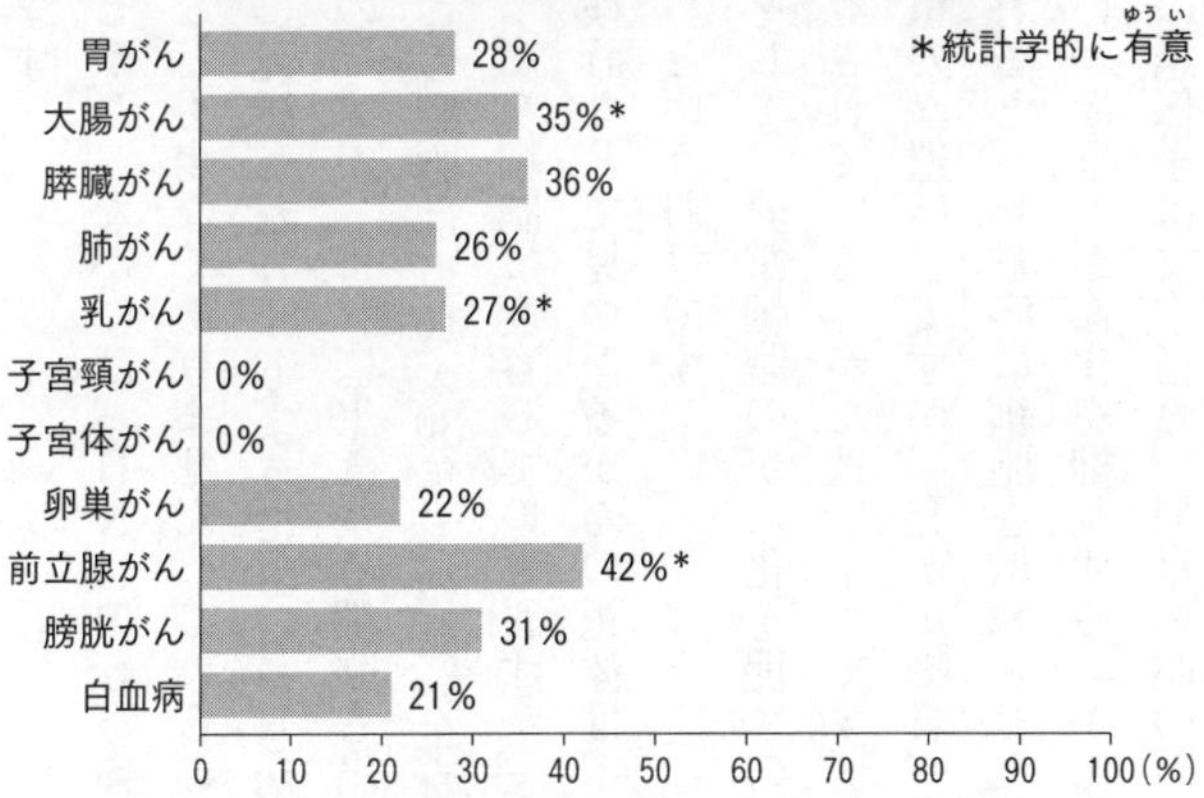

（Lichtenstein P, et al. N Engl J Med 2000;343:78-85.より）

いるのです。

　したがって、「うちは、がん家系」だからといって、将来的に確実にがんが発生するとは言えません。がんの発生原因は、遺伝的要因より環境的要因が大きいのです。

　では、がんはどのようなメカニズムで発生するのでしょうか。将来、がんにかかる確率を下げるために、すこし難しい話になりますが、説明しましょう。

　私たちの体は約60兆個もの細胞でできており、すべての細胞内の核《かく》には「DNA（＝Deoxyribonucleic Acid／デオキシリボ核酸）」という人体の設計図が組み込まれています。そして、DNA内の遺伝子（塩基《えんき》配列）情報にもとづいて、体細胞《たいさいぼう》は毎日、新陳代謝を繰り返しています。

しかし、なかには、ＤＮＡの転写ミスで、元の遺伝子と異なる情報を持つ細胞が出現することも少なくありません。これらの細胞は通常、体の免疫機能により排除されたり、自然に死滅したりするようにあらかじめプログラム（「アポトーシス」と言います）されているのですが、まれに生き残る細胞も出てきます。

この細胞は、10～30年もの長い年月をかけて、何段階もの変異と分裂を繰り返しながら、がん細胞に変容していきます（「多段階発がん」と言います）。つまり、人間ドックやがん検診などで見つかるがんの正体は、10～30年も前に遺伝子変異を起こした異常細胞だった、というわけです。

そして、異常細胞のがん化を促すのは一九七〇年代に発見され、現在、１００種類以上確認されている「がん遺伝子」です。この遺伝子は本来、細胞の分裂、増殖、分化を司《つかさど》る重要な遺伝子ですが、発がん物質、発がんウイルス、紫外線、放射線などにより傷つけられると、無秩序に細胞を増殖させたり、がん化を促進したりするのです。

いっぽう、がん化を抑制する「がん抑制遺伝子」も、現在20種類ほどわかっています。

この遺伝子は文字通り、異常細胞のがん化を抑える働きをするわけですが、がん遺伝子と同様に、環境要因などによって傷つくと、異常細胞の増殖を防げず、がん化を許してしまいます。

つまり、遺伝性（家族性）がんは、がん抑制遺伝子が生まれつき異常を持っていることで発生すると考えられます。しかし、繰り返しますが、全がんで遺伝を原因とする発生率はわずかに5％ですから、必要以上に気にすることはありません。

アンジェリーナ・ジョリーの判断は正しいか？

アメリカの女優アンジェリーナ・ジョリーの「乳がん予防のために両乳房を切除した」という二〇一四年の告白に、多くの人が驚いたのではないでしょうか。

彼女は、「ＢＲＣＡ１」というがん抑制遺伝子に変異があり、乳がんを発生させやすい体質を持っていました。この遺伝子変異を持つ人は通常１％未満ですが、彼女たちアシュケナージ系ユダヤ人（主にヨーロッパから移住してきたユダヤ人）には、82人に１人の確率で存在します。

さらに、彼女の母親は乳がんと卵巣がんを患《わずら》い、56歳で亡くなったという家族歴があったため、「今後、乳がんにかかる確率は87％」と主治医に診断されたそうです。このため、「できる限りリスクを小さくするために乳房切除を決めた」のです。この結果、彼女の乳がん発生率は5％以下に低減しました。

では、日本人はどうでしょう。ＮＴＴコムリサーチと雑誌「プレジデントウーマン」が実施した「アンジェリーナ・ジョリーさんの決断をどのように考えるか」というアンケート調査（対象25～45歳の2万人の女性、有効回答数１０７０）によると、35・1％が「賛成」とし、「反対」の6・3％を大きく上回った。ただし、「わからない」と判断できない層も55・9％で非常に多い。年代別で見ると、年代のもっとも低い20代前半で「賛成」がもっとも多く、43・9％。「賛成」と答えた回答者に「費用が安ければ、がん遺伝子検査を受けてみたいですか」と聞くと、54・8％が「受けてみたい」と答えたそうです。

どうやら、日本の若い女性には、乳がんの家族歴やＢＲＣＡ1変異を持っていれば、乳房切除を考える人も少なくないようです。

現在、遺伝子カウンセリングや遺伝子検査を行ない、乳房切除術を実施する医療機関もあるので、私は本人が希望するなら乳房切除も否定しません。ただ、乳房切除には乳がん発生率の低減という利益に対し、乳腺《にゅうせん》切除術と乳房再建術による体への負担、そして何より、女性が乳房を失うのですから、大きな喪失感に襲われる、という心身両面の不利益も出てきます。

最近の日本人女性の乳がんによる死亡率は増加傾向にありますが、欧米に比べて約3分の1程度。また、日本人の乳がんの生涯罹患《りかん》率は約6％です。この現状を踏まえれば、もし、私の妻や娘がBRCA1変異を持っていたとしても、乳房切除はすすめず、定期的な乳がん検診を受けるようにアドバイスをします。

幸《さいわ》い、私の家系にがんの家族歴はありませんが、仮に乳がん、大腸がん、前立腺がんなどの家族歴があったとしても、「それはそれでしかたがない。それが私の家系だから」とあきらめるしかありません。しかし、それは放置するという意味ではなく、がんを必要以上に恐れず、冷静に発生リスクの高いがんを冷静に分析し、早期発見・早期治療のための努力を十分にするということです。

35 家族が、がんになったら

「日本人男性は生涯のうちに、2人に1人はがんと診断され（女性は3人に1人）、3人に1人ががんで亡くなる」

最近、このフレーズをよく聞きますが、その原因は日本人の高齢化と言われています。つまり、平均寿命が延び、がんにかかりやすい中高年層が増加したことが、がんの発生率を高めているのです。したがって、今や日本人にとってがんは特別な病気ではなく、中高年なら誰でもかかる可能性のある、ありふれた病気と言えるでしょう。

では、私や家族ががんにかかったら、どのように対処するか考えてみましょう。

がんには悪性度の低いものと高いものがあり、前者は皮膚がんや胃、大腸などの早期がんに代表されます。これらのがんは、手術で切ってしまえば完治も望めます。このように、治療して治る可能性のあるステージⅠ～Ⅱ（図表16）のがんや白血病、消化器系のが

図表16 がんのステージ分類

ステージ	状態	5年生存率
0	がん細胞が粘膜《ねんまく》(上皮《じょうひ》細胞)内にとどまっており、リンパ節《せつ》に転移していない	―
I	がんの腫瘍《しゅよう》がすこし広がっているが、筋肉の層にとどまっており、リンパ節に転移していない	91.7%
II	がんの腫瘍が筋肉の層を越えて、すこし浸潤《しんじゅん》しているが、リンパ節に転移していない。またはリンパ節にすこし転移している	81.0%
III	がんの腫瘍が浸潤しており、リンパ節に転移している	50.1%
IV	がんの腫瘍が原発《げんぱつ》部位(最初に発生した場所)を越えて、離れた他の臓器へ転移している	19.2%

※全がんの平均であり、がんの種類によって、ステージ分類や5年生存率は異なる。5年生存率は国立がん研究センター「がんの統計'13」より。また、現在はステージ分類よりも組織型や抗体発現《こうたいはつげん》などが重要視されている

んなら、私は現代医学を駆使《くし》して積極的に立ち向かいます。

しかし、悪性度の高いがん、たとえば、膵臓がん、肺の小細胞がん、悪性黒色腫《こくしょくしゅ》、再発がん、転移がん、発見の遅れたステージIVのがんなどの場合、手術や抗がん剤治療も受けずに、いきなりホスピス(緩和ケア病棟。36で詳述)を選択すると思います。

つまり、「闘《たたか》って意味のあるがんなら精一杯闘うが、闘えないがんならあきらめる」ということです。

というのも、たとえば膵臓がん

の予後は非常に悪く、たとえ膵臓内のがんを手術で切除できたとしても約90%は再発しますし、ステージⅣなら5年生存率はわずかに5~11%ですから、苦しい手術や抗がん剤治療を受けても報《むく》われないと思うからです。

このようなことを言うと「5年生存率はわずかでも、その確率にかけたいと思うのが患者なのでは」「医者なら患者をはげまし、治療を受けさせるべき」といった多くの批判が寄せられることでしょう。

もちろん、私が臨床医としてそのような患者さんを担当すれば、「がんばって治療を続けましょう」とはげますでしょう。しかし、私は研修医時代に膵臓がんで亡くなる患者さんを見ており、末期の膵臓がんに対する現代医学の無力さを痛感しています。

ですから、私の家族が膵臓がんなどの悪性度が高いがんであり、ステージが進んだがんにかかった場合は、「あえて治療を受けないという選択肢もあるよ」と言うと思います。

がんは放置すべきか?

最近、さまざまな病気に対する「放置療法」という言葉をよく聞きます。「がんとは闘うな」「がんは放置しておくのが一番」「抗がん剤は百害《ひやくがい》あって一利《いちり》なし」と主張する、とんでもない医師もいます。

その主旨は「手術でがんを取り除いても、小さながんはすでに全身に広がっているので、結局再発する」「放射線療法でがんは抑制できないし、抗がん剤を使ってもがんは死滅しない」「手術や抗がん剤治療による体へのダメージが大きい」「したがって、治療は受けないほうがいい」というものです。

確かに、甲状腺《こうじょうせん》がんや前立腺がんなど、進行の遅い一部のがんなら、治療を受けずに放置しておくのもひとつの手段でしょうが、食道がん、胃がん、大腸がん、乳がんなどを放置しておけば、結果は火を見るより明らかです。

さらに、放置療法の有効性は「がんを放置した私の患者さんのなかには、10年以上生きた人が何人もいる」といったきわめて個人的な事例《じれい》だけで、1000例、2000例というレベルで統計学的に確立されていないことも問題です。

私は前述のように、「闘えるがんとは闘う」という立場です。抗がん剤についても、白血病や悪性リンパ腫《しゅ》などにはきわめて有効だと思います。したがって、読者のみなさんが運悪くがんにかかった場合、そのがんの悪性度、ステージなどを分析し、闘えるがんなら全力でがんに立ち向かってほしいと思います。

ただし、それは40～60代の話。70歳以降の高齢者のがんは、その悪性度や進行度にもよりますが、無理に手術療法や放射線療法、抗がん剤治療を盲目的《もうもくてき》にすすめることはしません。

なぜなら、高齢者の細胞は生物学的に弱っています。がん細胞も体の一部ですから、若い頃に比べて脆弱《ぜいじゃく》です。このため、悪性度や狂暴度も低下しており、前立腺がんなどは、死後の剖検《ぼうけん》（治療効果などを確認するため、解剖すること）ではじめて見つかるケースも少なくありません。つまり、がんを抱えながら、別の病気で亡くなった、ということです。

そうであれば、高齢者にがんが見つかったからといって、本人が望まない限り、あわてて治療を行なう必要はないと思います。80歳を過ぎた私の父にがんが見つかっても、「この年齢《とし》だし、もう手術や抗がん剤治療は必要ないよね」と言うつもりです。

もちろん、読者のご家族ががんにかかった場合、心のケアは必要です。というのも、がん患者さんの50％近くは、さまざまな身体的・精神的苦痛や治療にともなう種々の問題を抱えているからです。特に、精神面ではうつ、せん妄、適応障害が、がん患者の三大精神疾患として明らかになっているように、がんは死を予感させる病気ゆえに非常に強いストレスを心に与えています。

がんと告知されると、患者さんの心理は、「まさか……」「なんで私が」と大きな衝撃を受け（2~3日）、心の動揺が続き（1~2週間）、徐々に心が落ち着き始めてがんと向き合う（2週間以後）、という3段階で変化していくと考えられています。

ただ、すべての人がこのプロセスに適応できるわけではなく、20~40％の人には、精神疾患の病名がつくような不安やうつが生じます。また、私を含めた身体科《しんたいか》（精神科という言葉に対する私の造語《ぞうご》です）の医師ががん患者さんの心身を把握し、治療にあたることは簡単なことではありません。

そのような状況で身体的に適切ながん治療を行なうことも難しいと思われるので、必要ならば、患者さんの精神状態を的確に把握し、すみやかに対応する精神腫瘍医《せいしんしゅようい》（がん専門の心のケアを担当する精神科医）による心のケアが必須です。

これは、質の良い包括的ながん治療を行なうためにも必要だと思います。もし、ご家族が不幸にもがんにかかってしまった場合は、心のケアも考えてあげてください。

36 家族が、進行がんになったら

がん治療の三本柱は、「手術療法」「放射線療法」「化学療法（抗がん剤治療）」です。医学、薬学、医療機器などの進歩により、これらの治療法も、高度で有効性の高いものに進化しています。しかし、それでも年間30万人以上の人ががんで死亡しています。

つまり、高度な現代医学を以《もっ》てしても、悪性度の高いがんや、進行がん（多臓器への転移や浸潤《しんじゅん》が認められ、痛みや苦痛、食欲不振、倦怠感に襲われる段階）、末期がん（他臓器に次々に転移し、意識混濁《こんだく》や呼吸困難に陥る段階）にかかった多くの命は救えないということです。

したがって、私や家族が進行がんや末期がんにかかったら、35で述べたように、がんの種類や抗がん剤に対する感受性などを総合的に考えて、たぶん体への負担が大きい抗がん剤治療は選択しないと思います。ただ、「仕事でやり残したことがある、やっておきたいことがある」と思えば、5～6カ月間延命するために、苦しくても抗がん剤を使う場合もあるでしょう。

逆に、もう十分だと思えばホスピスに入り、痛み止めのモルヒネを打ってもらうかもしれません。その時の病状、生活環境やビジネス環境により選択肢は異なりますが、進行がんにかかったら、無駄な治療をしないというのが私のスタンスです。

しかし、一般の患者さんは、この見きわめが難しいかもしれません。「すこしでも長く生きていたい」と誰もが思うでしょうし、ご家族もそれを願うでしょう。そのため、抗がん剤治療などを受けるケースがほとんどです。

しかし、もし医師が「全力を尽くしましたが、残念ながらもう治療法はありません。今後は痛みをコントロールする方向で考えていきましょう」と告知すれば、患者さんは一時的に深い絶望感に襲われるでしょうが、その後は疼痛《とうつう》ケアにより痛みをあまり感じることもなく、充実した余生を過ごせるのではないでしょうか。

進行がんの多くは、最終的に死に至ります。しかし、死に至るまでの期間をどのように過ごすかは患者さん自身が決めるべきだ、と私は思います。そして、よりよい余生を過ごす〝道具〟として病院を利用するような気持ちで、がんと向き合うことをすすめます。

図表17　ホスピスの種類

病院内病棟型	一般病院の一部の病棟をホスピスに利用するもの
病院内独立型	一般病院の同一敷地内に存在しながら、一般病棟とは別に、独立したホスピスとしての建物を持つもの
病院内緩和ケアチーム	病院内に緩和医療を行なうための専門家を用意しているもの
在宅型	入院施設を持たず(あっても短期入院のみ)、在宅ケアを主としたホスピスケアを行なうもの
完全独立型	終末期医療、緩和医療を行なう施設。緩和医療以外の積極的な治療は行なわない

なお、ホスピスは、主に末期がんの患者さんに対し、「痛みの緩和」と「終末期医療（ターミナルケア）」を提供する施設です（図表17）。

ここでは、強い抗がん剤治療や延命治療などは行なわず、麻薬を適切に使用することでがん末期の苛烈《かれつ》な痛みを和らげ、臨終《りんじゅう》を迎えるまで患者さんの精神面のサポートや社会的な援助をしてくれます。

現在、ホスピスには「病院内病棟型」「病院内独立型」「病院内緩和ケアチーム」「在宅型」「完全独立型」の5タイプがあり、それぞれ特徴を持っています。もし、情報が必要なら、書籍やインターネットなどで調べてみてはいかがでしょうか。

37 家族が、がんで亡《な》くなったら

がん患者さんのご家族の悲しみや看護のつらさ、そしてご遺族になられた人の喪失感は非常に強く、その10～50％に精神科の病名が付くと言われています。

私の家系には、がんの家族歴がなく、がんで死亡した身近な人はおりません。そのため、愛する人をがんで亡くしたという喪失感を経験したことはないのですが、医師として、がん患者さんの遺族の慟哭《どうこく》を目の当《ま》たり《あ》にしてきました。多くの遺族は失意を内包しながらも、やがて悲しみを浄化していきますが、いっぽうで、愛する人・親しい人のがん死を受け入れられず、精神的に追い込まれ、立ち直るまでに10年以上かかる人もおられます。

もし、身近な人ががんで亡くなり、喪失感に襲われているのなら、35でも触れましたが、精神腫瘍科を受診することをおすすめします。ここでは、がん患者さん本人だけでなく、その家族・遺族向けの個人精神療法も行なっています。

この外来に詳しい知人は、「『サイコオンコロジー（精神腫瘍学《しゅようがく》）』という考え方は、一九八〇年代からあったんだ。当初の研究テーマは『がんの痛みと心』『告知の是非《ぜひ》』などが多かったが、がん患者さんのご家族は心因反応《しんいんはんのう》に苦しみ、その3分の1は完全なうつ病。これらの人たちには薬物療法が必要であり、健康保険が適用できる。今後のサイコオンコロジーは、きちんとした医療の枠《わく》のなかで広げ、そのためにはしっかり医療を受けられるという形にしないといけない。しかし、一般臨床医の先生方には、サイコオンコロジーをわからない人も多いというのが実感だ」と話しています。

がんで亡くなった家族や愛する人がいる場合、その精神的な苦痛を1人で受け止めるのではなく、専門の精神科医に治療を委《ゆだ》ねるほうがいいでしょう。もし、読者のなかに、身近な人ががんで亡くなり、喪失感に襲われている人がいるのなら、国立がんセンターなどに同種の外来があるので、受診してみてはいかがでしょうか。

38 家族が、がん検診を受けることになったら

「がんを予防するために、がん検診を受けている」人が多いようです。しかし、がん検診の目的はがんを防ぐことではなく、がんの早期発見と早期治療を行ない（まれに前がん症状を見つけることもある）、命を守ることにあります。まず、ここを理解してください。

今や、「がん大国」となった日本では、国民の命を守るために（あるいは、膨大《ぼうだい》な国民医療費削減のために）、厚生労働省を旗振《はたふ》り役《やく》に、各市区町村や民間の医療施設でがん検診がさかんに実施されています。

しかし、「がん検診を受けても、がんが見つかる人はほんの少数。ほとんどの人は無駄になる。がん検診は必要か」という議論もあり、アメリカや日本をはじめ、世界各国でがん検診の有効性を科学的に評価する研究が行なわれているのが現状です。

では、神奈川県立がんセンターが実施した興味深い研究データを紹介しましょう。「検

図表18 がんの5年相対生存率

	全部位	胃がん	結腸がん	直腸がん	肺がん	乳がん	子宮がん
検診でがんが発見された場合	88.0	92.0	95.5	95.0	61.9	98.4	94.5
検診以外でがんが発見された場合	59.0	56.0	70.6	66.5	25.2	89.0	75.2

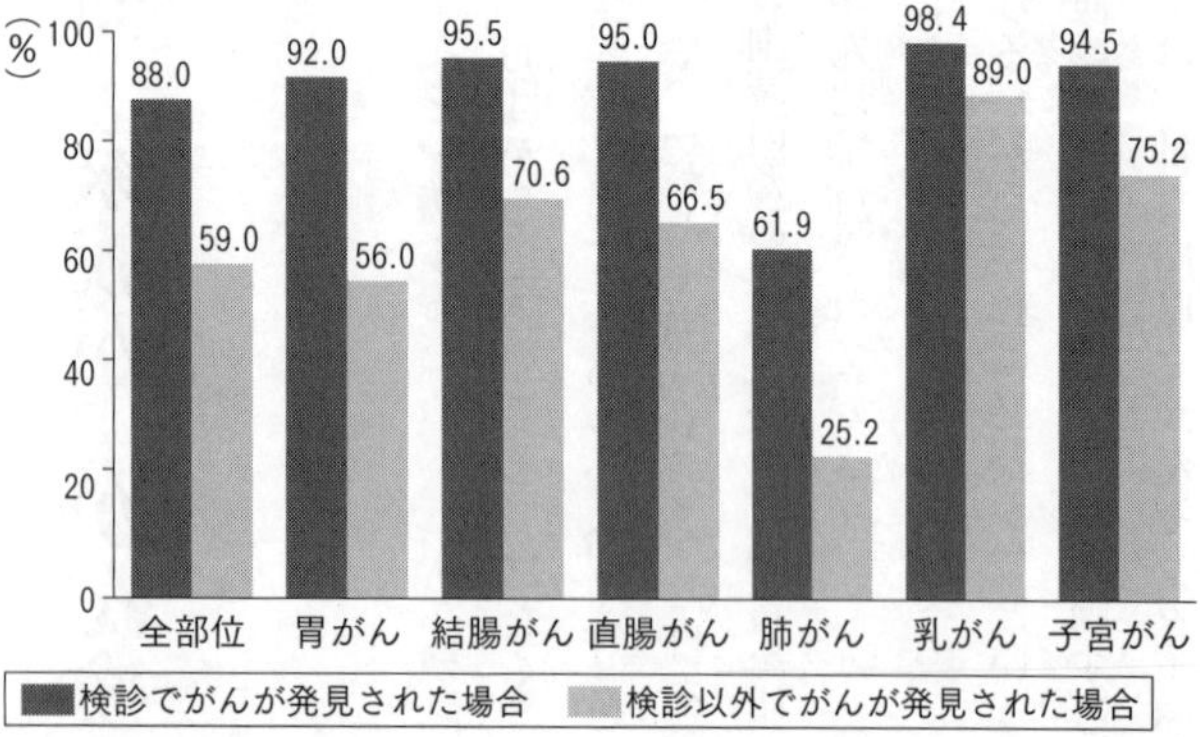

※2006年診断患者

(神奈川県立がんセンターの調査より)

診でがんが発見された場合」と「検診以外でがんが発見された場合（病院外来など）」の5年生存率を比較したもので、胃がん、結腸がん、直腸がん、肺がん、乳がん、子宮がん、全部位がんで「がん検診」は「検診以外」の5年生存率を相対的に上回る結果が示されました（図表18）。

つまり、「がん検診は有効」とデータは示します。

しかし、このデータに対しては「症状のない人を前倒しで検診し、がんを見つけるので長生きするのは当然」「検診を受けるような人はもともと健康意識が高く、経済的にも恵まれている。お金をかけ、よりよい治療を受けているので5年生存率も高くなる」「毎年1回検診を受けても、進行の速いがんには対応できない」などの疑義も出ています。

また、がん検診には当然ながら、利益（ベネフィット）と不利益（リスク）が生じます。たとえば、がん検診の最大のベネフィットは、繰り返しますが、がんを早期に発見し、早期治療につなげること。しかし、そのために行なう胃内視鏡検査（胃カメラ）、大腸内視鏡検査などは肉体的負担も無視できませんし、CT、マンモグラフィー検査には医療被曝《ひばく》（45で詳述）の問題も指摘されます。

さらに、「検診で擬《ぎ》陽性（がんの疑いがある）と判定されると、精密検査でさらに医療被曝を受けたり、再び肉体的負担を受けたりする」「逆に検診でがんが見逃《みのが》されると、みすみす早期治療のチャンスを奪われる」という指摘や、「甲状腺がんや前立腺がんなど見つけなくてもよいがんを発見し、治療をすすめられた」というケースも、がん検診が内包する不利益です。

見つけなくてもよいがんがある!?

特に、見つけなくてもよいがんをがん検診で発見し、不必要な治療を長期にわたり課すことは「過剰診療」とされ、世界の医療現場でも問題視されています。

その代表例が前立腺がんと甲状腺がん。前立腺がんは、ＰＳＡ検査という、安価で安全な（肉体的負荷が少ない）血液検査で診断できるので、50歳以上の男性に普及しています。しかし皮肉にも、安価で安全というＰＳＡ検査のメリットが、ＰＳＡ検査のデメリットを浮き上がらせています。

前立腺がんは、骨転移《こつてんい》などを起こす悪性度の高い転移性のがんの発生頻度は少なく、ほとんどは放置してもよいがんです。

アメリカ国立がん研究所の統計では、罹患率は前立腺がん検診が普及した一九八五年以降に急増し、患者数はピークを形成。しかし一九九〇年代に急落し、その後はほぼ横ばいから漸減《ぜんげん》傾向を示します。これに対し、前立腺がんによる死亡率は、ほぼ横ばいから二〇〇〇年以降は減少しています。

つまり、ＰＳＡ検査の普及により、死に至ることのない多数の前立腺がんを見つけてしまった、ということです。しかし、前立腺がんを検診で疑われると、前立腺針生検《はりせいけん》による痛み、感染症リスク、排尿障害、性機能不全などの身体的リスクとがんに対する不安にさいなまれる患者さんも少なくありません。

いっぽう、甲状腺がんも診断する必要はほとんどない、と言っても過言ではありません。アメリカでは、「生涯の甲状腺がんの死亡や転移リスクが0・1%であるのに対し、50~70歳の成人の剖検では、36~100%に甲状腺がんが検出された」と報告されています。

このように、がん検診には「がんを早期に発見し、早期治療につなげる」という最大の利益に対し、さまざまな不利益があるのです。

しかし、私は、数多くの不利益を抱えながらも、がん検診の有効性はあるという立場です。特に、なんらかのがんの家族歴を持ち、がん恐怖症（体に異常があると、がんではないかと不安になり、恐怖感に襲われる症状）に陥っている人には、「検診を受けて白黒をはっきりさせたほうがいい。仮にがんが見つかっても早期治療が受けられるから」と積極的な受診をすすめています。

また、喫煙者やアルコールを頻繁に飲む人、塩分摂取の多い人も受けたほうがいいでしょう。私も年に最低1回は消化器系の検査を受けますし、当社では、社員のがん検診の費用を補助しています。

もちろん、がんの家族歴がない人やがんの発生リスクの少ない生活を送っている人に、無理にがん検診をすすめるつもりはありません。ここまで述べてきたように、がん検診には不利益もあるのですから、そのリスクをきちんと理解して、検診を受けるかどうかを個々が判断すればいいと思います。

そして、自分の意思で検診を受け、不幸にもがんが見つかったとしても、その後どのような治療を受けるか、あるいは治療を拒否するかは、自分自身で選択すべきです。それは、医師として、妻や子どもたちに常々《つねづね》言っていることです。

39 家族が、子宮頸《しきゅうけい》がんワクチンを打つことになったら

「全国で接種を受けた約340万人のうち、約2600人から副作用の報告があり、そのうち2000人弱は病状が未回復」（東京新聞二〇一五年十月十六日付《づけ》）

これは、子宮頸がんワクチンの副作用に対する報道です。

厚生労働省はWHO（世界保健機関）の推奨に則《そく》し、二〇一三年四月から子宮頸がん予防のためのワクチン接種を10代の女性にすすめてきましたが、同年六月には「積極的にはおすすめしていません」というスタンスに変わりました。そして、現在「ワクチン接種の有効性とリスクを理解して、ワクチン接種を受けてください」「ワクチン接種後に体調の変化があった場合は、すぐに医師に相談してください」と呼びかけるほど、このワクチンに対して神経質になっています。

子宮頸がんの90％は、主に性交渉により感染するヒトパピローマウイルス（HPV＝

Human Papillomavirus）が原因です。20～39歳の若い女性がかかるがんのなかでは、乳がんに次《つ》いで多く、年間１万５０００人近くの人が子宮頸がんにかかり、３５００人もの人が亡くなっています。これを減らそうとしたのが、子宮頸がんワクチンです。

当然ですが、ワクチン療法も医療ですから、副作用は確実に存在します。世界からの報告では、子宮頸がんワクチンによる副作用について約１００万人に１人の頻度で起きるとされています。

いっぽう日本では、治験時期から公費負担されている現在まで、約３００万人以上８６５万回の接種がなされ、そのうち１０６人の重篤な副作用発生が報告されています。このなかで複合性局所疼痛症候群（ＣＲＰＳ＝Complex Regional Pain Syndrome）が疑われる症例は５例です。つまり、世界報告と同頻度で起きていることになり、日本だけが特別に多く生じているわけではありません。

ＷＨＯ「ワクチンの安全性に関する専門委員会」は、二〇一五年十二月十七日付で出した声明のなかで、日本を名指しして強く非難しています。いわく「接種勧奨中止は乏しい証拠にもとづいた政策決定」であり、「日本の若い女性は、予防しうるＨＰＶ関連がんにかかりやすい状況に放置されたままになった」。さらに「それは将来の実害につながり得る」と結んでいます。

「薬害エイズ事件」との類似性

では、なぜ世界中で行なわれている子宮頸がんワクチンに対し、日本の厚生労働省は前述のようなスタンスに変わったのでしょうか。

みなさんは「薬害エイズ事件」を覚えていますか。厚生省（現・厚生労働省）の元生物製剤課長が手錠《てじょう》姿でテレビに登場し、帝京大学の元副学長も犯罪者扱いで報道された事件です。

生物製剤課長は悪意を持って、あるいは私腹を肥《こ》やすために悪事を働いたのでしょうか？　そんなことはありません。漫然と仕事をして被害を拡大させたのでしょうか？　そうとも思えません。では、なぜ彼らは逮捕されたのでしょうか？

それは「結果」です。結果が悪ければ犯人がいるはずだ。「犯人を捜《さが》せ！」となり、彼らは罰《ばっ》せられたのです。あの事件では、国民もマスコミも「誰も悪くないのに不幸な結果が起こった」とは考えずに、〝魔女狩り〟よろしく犯人探し、そしてその犯人を吊《つ》るし上げるのに血眼《ちまなこ》になっていました。

当事の厚生省で働く人たちはこれらに接し、何を思い、何を感じたのか、想像に難《かた》くありません。どんなに真摯《しんし》に仕事をしようと、国民の福祉のために忘己利他《もうこりた》の精神で働こうと、結果が悪ければ罰せられる——そう思ったでしょう。

そして万が一、自分にそのような事案が回ってきたら、安全に（WHOの勧告なんてそっちのけで）その事案から逃《のが》れる術《すべ》を考えるでしょう。もし私が担当課長ならば、自分の在任中に結果が最悪になりマスコミに叩《たた》かれる可能性が1％でも存在する事案には、絶対にかかわりたくありません。むしろ、保身のためその事案をつぶしにかかるでしょう。現在の厚生労働省のスタンスは、過去のこういった事件を教訓に出てきたものです。

血友病患者を食《く》い物《もの》にして製薬会社から袖《そで》の下をもらう——今から考えれば、そんな馬鹿な！　しかし、一般大衆が喜びそうなこのシナリオに、当時のマスコミは飛びついたのです。

医療過失と医療崩壊

薬害エイズ事件のみならず、「結果が悪ければ犯人を捜せ！」という欲求は、特に医療の分野で強いように思います。二〇〇四年十二月、帝王切開によって母親が死亡した症例を執刀した福島県の産婦人科医が逮捕されました。その時の病院関係者、特に医師の衝撃は激烈でした。診療科を横断した日本全国の医師が、この逮捕に抗議しました。

現在、出産は安全になり、出産で亡くなる人はほとんどいません。これは事実です。しかし、亡くなる人はゼロではなく、ほとんどいなくなったのです。福島県立大野病院の産婦人科医はたまたま、この「ほとんど」ではない症例に当たってしまいました。

裁判記録には、ご遺族の発言である「医療ミスがないならなぜ死んだ」が記されています。これは裏を返せば、「人が出産で死ぬのは医療ミスを犯す悪人医師がいるからだ」となります。まさに「結果」が悪ければ「犯人」がいるはずだ。「犯人を捜せ！」という人間心理によるものでしょう。

この結果、医療現場はどう変わったか。事件の翌年、私の住む神奈川県の4医大（横浜市立大、聖マリアンナ医大、北里大、東海大）合計で、産婦人科の新規入局者が1名になってしまったのです。その後の産婦人科医療の崩壊は社会現象になりましたし、その流れは今でも止まっていません。そして産婦人科医療の道をなぞるがごとく、このままでは日本の予防医療は崩壊してしまいます。

誰も悪くないのに「結果」が最悪の事態になってしまう。特に医療（予防ワクチン）では、このようなことは珍しくありません。「誰が悪かったのか？　犯人を捜せ！」このようなことを繰り返さずに、被害者を救済するには「無過失《むかしつ》補償制度」しかないのです。

しかし、現在の日本の法律ではこの制度はありません。法律そのものが、加害者（悪人）の存在があって、はじめて被害者が救済されるしくみになっています。このことをきちんと考えないといけません。

感謝されない医療

私も中学生の娘を持つ父親ですから、ワクチン接種後に重い副作用に悩む子どもたちが存在するなら、胸が痛みます。しかし、副作用は絶対に避けたいけれど、副作用がまったくないワクチン（医療）など〝夢物語〟です。しかも、現在までに報告されたワクチン接種後の重い副作用で明らかな因果関係が認められたものは1例もありません。

ならば、性交渉デビュー前にワクチンを接種することが、現段階ではもっとも有効な手段だと思います。仮に子宮頸がんワクチンを打つことで、一生このがんにならないと保証されるのであれば、10万人に1人に現われる重い副作用（リスク）を恐れ、この利益（ベネフィット）を逸《いっ》するのは非常に残念なことです。

これは余談ですが、子宮頸がんワクチンなどの予防ワクチンは、自分がワクチンの恩恵を受けた実感がまったくない医療です。わかりやすく言えば、風邪を引いた時、薬を飲んで症状が緩和すれば、「ああ、楽になった。薬を飲んでよかった」と思うでしょう。しかし、「ワクチンを打っていたから、子宮頸がんにならなかった。がんワクチンありがとう」とは、けっしてなりません。

つまり、ワクチン接種は「感謝されることのない医療」です。そのため、何か問題が起これば、メディアは叩きやすいし、現実的に子宮頸がんワクチンも叩かれています。そこがワクチン医療の本質です。

しかし、がんは一度かかると完全に治せないことの多い病気ですから、がんにならない方法があり、世界的にも普及しているのであれば、積極的に活用すべきだと私は思います。

第6章

薬

40 家族が、市販薬を買うことになったら

取材で、「医師は市販薬（一般用医薬品、図表19）を買うことがありますか」と聞かれたことがあります。その質問に、私は「ほとんど買いません。ただ、緊急の場合は買うこともありますよ」とお答えしました。あたりまえすぎる答えでしょうが、他の臨床医も同じように答えると思います。

なぜなら、医師は処方箋を発行できるので、体の具合が悪くなれば、処方薬（医療用医薬品）を簡単に調達できます。実際に、私や家族が体調を崩した時は処方箋を持たせ、調剤薬局や当社と関連するクリニックで薬を出してもらっています。

しかし、緊急の場合はこの限りではありません。急な発熱、頭痛、腹痛などに襲われた時は、処方箋を持って調剤薬局に行くより、近くのドラッグストアで風邪薬や解熱鎮痛剤を求めたほうが、手軽かつ迅速《じんそく》に症状を緩和できます。また、病院や調剤薬局にはなく、

図表19 薬の種類

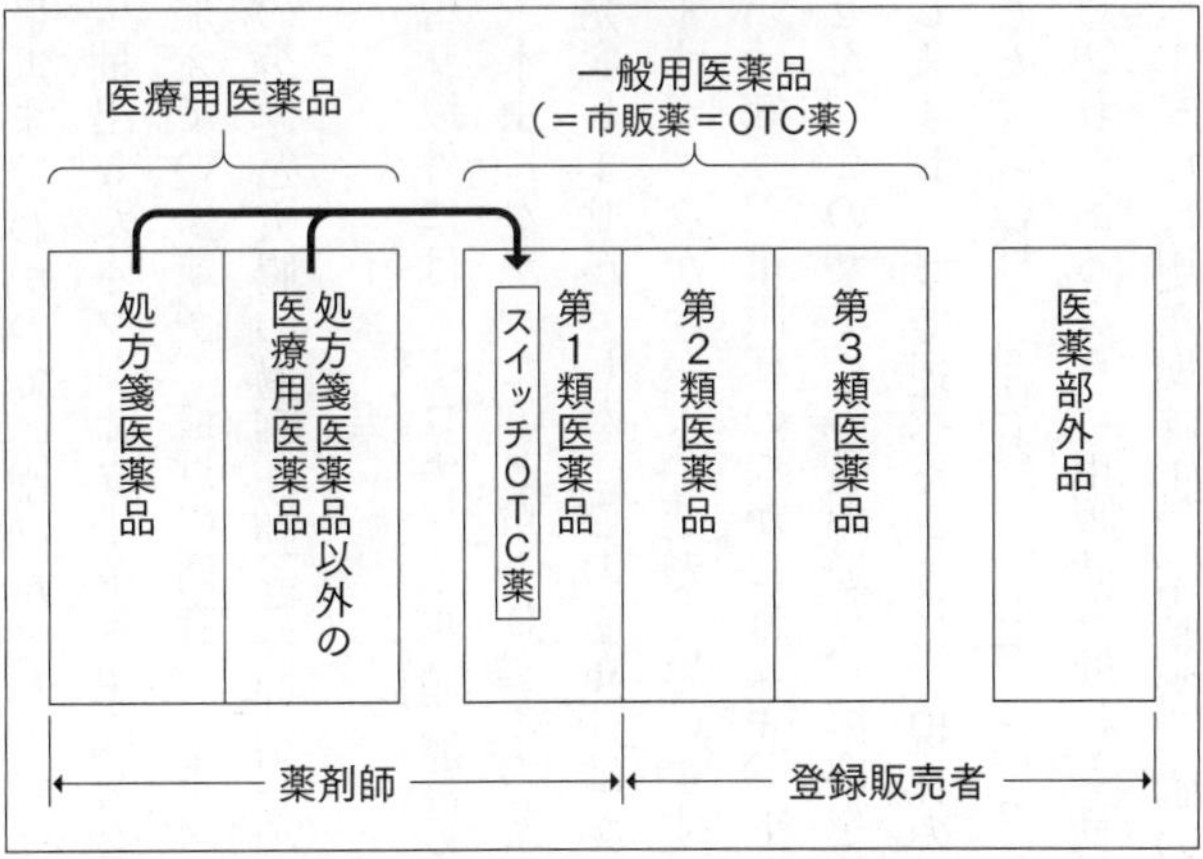

ドラッグストアにしかない薬もあります。

その代表は「太田胃酸」や「正露丸《せいろがん》」。私はこれらの薬を常備し、胃の調子が悪い時や下痢をした時は服用しています。胃薬は処方薬にも「シメチジン」などがありますが、正露丸に類する薬はありません。

「正露丸」は、一九〇四年に始まった日露戦争に赴《おもむ》く兵士たちの腹痛、下痢、歯痛を抑え、「ロシア軍に勝利した万能薬」と言われて以降（当時は「忠勇《ちゆうゆう》征露丸」）、110年以上も販売されている超ロングセラーです。私も、子どもの頃からお腹《なか》の調子が悪いと飲まされていたので、医師になった今でも手放せないのかもしれません。

しかし、この薬がなぜ下痢を止めるのか、実は最近までわかっていませんでした。この薬は、ブナやマツなどの原木を乾燥させて精製・抽出した木《もく》クレオソートを主成分とし、そこに「黄檗《おうばく》」「甘草《かんぞう》」「陳皮《ちんぴ》」などの生薬《しょうやく》を加えていますが、最近の研究で「木クレオソートを中心とする成分が総合的に働き、腸液の分泌と大腸の過剰な動きを抑制し、腸管での水分吸収を促すため」と解析されました。

胃薬以外には、ミコナゾール硝酸塩《しょうさんえん》を主成分とする水虫薬も重宝《ちょうほう》しています。私は以前、水虫にかかったことがあり、この薬を1年ほど気長に塗り続けたところ、4~5年間は発症しませんでした。この塗布薬《とふやく》はかなり昔からあり、強い薬ではないので時間がかかりますが、なかなかよい薬だと思います。

いっぽう、市販薬のなかには「キ○ドライ」など、首を傾《かし》げるような商品も少なくありません。この薬はその名の通り、傷口を乾《かわ》かす薬ですが、乾かさないほうが皮膚は早く再生しますし、**2**で述べたように、現在の医療現場では傷を乾かさない療法が主流です。

また、「動悸《どうき》、息切れに○心」というテレビCMを見ることがあります。しかし、動悸や息切れがあるなら「市販薬を飲むより、すぐに病院に行くべき」です。製薬会社のホームページには更年期障害、不整脈、胸のチクチクした痛みなどへの効能を謳《うた》っていますが、不整脈は時として命にかかわります（15参照）。軽く考えないほうがいいと思います。

「注意書き」の（本当の!?）役割

街のドラッグストアには、さまざまかつ膨大な量の薬が陳列されています。その薬箱のなかには、必ず「注意書き」が添《そ》えられ、使用上の注意、効能・効果、用法・用量、有効成分、副作用、保管および取り扱い上の注意などが記されています。

では、この注意書きはなんのためにあるのでしょうか。「消費者が安全にその薬を服用するため」と誰もが思うことでしょう。確かに、その目的もありますが、実はもうひとつ「製薬会社を医療訴訟から守る」という重要な役割があるのです。

たとえば、製薬会社が重要な副作用や禁止情報を消費者に周知させず、なんらかの薬害事故が起こった場合、たとえそれが10万件に1例であったとしても、製薬会社は医療訴訟で完全に敗北します。

つまり、消費者があまり読むことのない〝馬鹿丁寧《ばかていねい》〟とも思える注意書きは、消費者の健康を守るためだけではなく、訴訟から製薬会社を守るためのものなのです。

このため、単なる総合感冒剤《かんぼうざい》や解熱鎮痛剤にもかかわらず、死に至る副作用としてライエル症候群、間質性《かんしっせい》肺疾患、劇症肝炎、腎障害などが、鎮咳去痰剤《ちんがいきょたんざい》にはアナフィラキシーショック、中毒性皮疹《ひしん》、黄疸《おうだん》などといった重篤な病名がたくさん書かれているのです。

しかし、市販薬でも毎年のように死亡事故が起きている事実も受け止めておかねばなりません。厚生労働省によると、二〇〇七〜二〇一一年度の5年間で、市販薬による副作用は合計１２２０例あり（総合感冒剤４０４例、解熱鎮痛消炎剤２４３例、漢方製剤１３２例など）、そのうちの死亡例は24人（同順に12人、４人、２人ほか）、後遺症が残ったのは15例（同順に8例、2例、カルシウム剤2例ほか）としています。

つまり、年間では２５０例ほど市販薬による薬害事故が起きているのです。

スイッチＯＴＣ薬

「スイッチＯＴＣ薬（図表19参照）」「ダイレクトＯＴＣ薬」と言われる薬をご存じですか。

ＯＴＣとはオーバー・ザ・カウンター（Over The Counter）、つまり街のドラッグストアなどのカウンター越しに買う薬（市販薬）という意味です。スイッチとは、医療用医薬品の成分の安全性や有効性を確認後、一般用にスイッチ（転換）した薬ということです。

また、ダイレクトOTCは、国内で処方薬としての使用実績を持たない成分を、直接（ダイレクトに）市販薬にしたもので、発毛効果が認められるミノキシジルという成分を配合した「リアップ」などに代表されます。

では、スイッチOTC薬と処方薬の効果は同じでしょうか。同じ成分が配合されているなら薬効は同じと思うでしょうが、実は市販薬は処方箋がなく、誰でも買えるという性格上、副作用のリスクを軽減するために、成分濃度は低く抑えられているのです。

たとえば、胃酸の分泌を抑制する「ガスター」は、胃潰瘍、十二指腸潰瘍の大半の手術を不要にしたと言われるほどすぐれた薬です。しかし、血液障害などの重い副作用による死亡例もあることから、処方薬には、その主成分であるH_2ブロッカーは1錠20㎎程度配合されているのに対し、市販薬は1錠で最大10㎎に抑えられています。

また、湿疹や皮膚炎の治療に用いられるステロイド（副腎《ふくじん》皮《ひ》質《しつ》ホルモン）外用薬は、薬効の強さにより、「弱い」「普通」「強い」「非常に強い」「もっとも強い」の5段階に分類されますが、市販薬で認められているのは「強い」まで。「非常に強い」「もっとも強い」は処方薬に限られます。

しかし、成分濃度の低い市販薬だからといって、規定用量の2倍、3倍服用するのはやめてください。規定用量以上の服用（あるいは塗布など）を医師は「オーバードーズ（Over Dose／過量服薬）」と言いますが、この薬禍《やっか》を防ぐために、副作用が強く現われやすい体力のない高齢者や糖尿病などの全身疾患を持つ人は、特に注意してください。

登録販売者制度

では、なぜ、医療用医薬品の強い成分を含む「スイッチＯＴＣ薬」や「ダイレクトＯＴＣ薬」が登場したのでしょうか。

この背景には「セルフメディケーション（Self-Medication／自分の健康は自分で守りなさい）」という厚生労働省の強い意向が働いています。

現在の日本の国民医療費は、高齢化の進展などの影響で大きく膨らみ（二〇一三年度の国民医療費は40兆６１０億円）、将来的には50兆円にも達する、という予測も出ています。それを削減するために、「一般の人も健康や医療に関する情報や知識を集め、病気の予防に努めるとともに、病院に行くほどではない軽い病気や症状なら、市販薬やスイッチＯＴＣ薬などを使って、自分で手当てをしてください」ということです。

しかし、前述のように市販薬といっても副作用のリスクはゼロではありません。このため、厚生労働省は二〇〇九年の薬事法《やくじほう》の改正にともない、市販薬をリスクに応じて第1〜3類に分類するとともに、新たに「登録販売者制度」を導入しました。

すこしわかりづらいので、まず市販薬の分類を説明します。

第1類医薬品とは「市販薬としての使用経験が少なく、市販薬としての安全性の評価が確立していない成分、または市販薬として特にリスクが高いと考えられる成分を配合する薬」、第2類医薬品は「まれに日常生活に支障をきたす健康被害（入院相当以上）が生じる可能性のある成分を含んだ薬」、第3類医薬品は「日常生活に支障をきたすほどではないが、身体の変調、不調が起こる可能性のある成分を含む薬」と定義されています（図表19参照）。

そして、従来は薬剤師しか販売することができなかった医薬品を、都道府県が実施する「登録販売者試験」に合格すれば、第2類・第3類医薬品販売に限り、許可するというものです。さらに、「店舗販売業」という制度を作り、登録販売者がいればスーパーマーケットやホームセンター、コンビニエンスストアなどでも市販薬を買えるようにしたのです。

第1類医薬品は、薬剤師の医薬品情報（使用方法、効果、相互作用、副作用）の提供が義務づけられているため、薬剤師のいないドラッグストアでは購入できません。これは、ふだん常駐している薬剤師が、たまたま食事に出かけて店頭にいなかったという場合も同様です。

しかし、このルールがどこまで順守されているか、いささか疑問です。というのも、私が時折立ち寄るドラッグストアでは、厚生労働省の思惑《おもわく》とは異なり、第1類医薬品を登録販売者がなんの説明もなく、お客さんに販売している光景を見るからです。ひとつのドラッグストアに何人もの薬剤師を配置することは、コスト的に難しいのでしょう。しかたがないことかもしれません。

私や私の家族は緊急時以外、前述の通り、市販薬は使用しませんし、第1類医薬品が必要な場合は、処方箋を出して医療用医薬品を調剤薬局で購入します。

しかし、読者の多くは、スイッチＯＴＣ薬を買うことになるでしょう。その際は、インターネットなどで目的の医薬品の情報を十分に得たうえで、薬剤師の説明を受け、正しく服用してください。

41 家族が、複数の薬を飲むことになったら

高齢者のなかには、複数の病院にかかり、多くの薬を処方されている人も少なくないでしょう。さらには、主訴《しゅそ》（患者がもっとも強く訴える症状）に対する薬、胃腸を保護する薬など、多数の病院から同じような薬を処方されている人もいるかもしれません。しかし、これは危険です。

なぜなら、同成分の薬を複数の病院から処方され、指示通りに服用していれば、必然的にオーバードーズ（40参照）になりますし、まれに薬の成分どうしの相互作用により、思わぬ弊害をともなうことがあるからです。

たとえば、解熱鎮痛作用のあるロキソニンという成分と、ニューキノロン系の抗生物質を併用すると、痙攣《けいれん》などを誘発することがありますし、血液をサラサラにするとされる「ワーファリン」を併用すると、「ワーファリン」の抗凝血《ぎょうけつ》作用を増強する可能性が高く

なります。また、「アスピリン」と経口糖尿病薬を一緒に服用すると、低血糖になる可能性もあるので注意が必要です。

とはいえ、一般の患者さんが薬どうしの相互作用を知ることは、ほとんど不可能でしょう。したがって、病院にかかったら、医師に現在服用中の薬を伝えることが大切です。もし、薬の名前がわからなければ、飲んでいる薬をすべて病院に持っていき、医師に確認してもらうといいでしょう。

また、複数の病院にかかっている場合は、調剤薬局で入手できる「お薬手帳」を持参すれば、医師または調剤薬局の薬剤師が、重複する成分の薬や相互作用をきたす薬をチェックしてくれます。

薬の相互作用は、処方薬と市販薬でも起こります。病院で処方される薬と市販薬（特に第1類医薬品）を併用している場合も注意してください。

また、相互作用は、薬どうしだけでなく、薬と食べ物でも起こります。よく知られているところでは、「ワーファリン」とほうれん草や納豆《なっとう》など。ほうれん草、納豆に含まれるビタミンKが、「ワーファリン」の作用を低下させてしまうのです。薬と食べ物の飲み合わせ、薬どうしの飲み合わせについては図表20、21にまとめましたので、参考にしてください。

とはいえ、私が薬を飲む時は、飲み合わせ・食べ合わせをあまり気にしません（薬剤師さんに叱られるかもしれませんが）。同じ成分の薬の飲み合わせはオーバードーズになるので避けますが、日常生活を普通に送っている健康体ならば、多少飲み合わせが悪くても問題ないと思うからです。

私の家族が複数の薬を飲む時も、「用量さえ守れば、あまり神経質にならなくてもいいよ」と言っています。しかし、腎機能や肝機能が弱っている人、糖尿病や高血圧症、心臓病の治療を受けている人などは、薬の飲み合わせに注意したほうがいいでしょう。

●強心剤《きょうしんざい》＋ひじき、寒天《かんてん》＝×
ひじきや寒天などに含まれる繊維質は、コレステロールの吸収を抑制するが、強心剤（「ジギトキシン」など）の吸収を低下させる側面もある

●抗凝血剤《こうぎょうけつざい》＋栄養ドリンク＝△
抗凝血剤（「ワーファリン」など）はアルコールと相性が悪く、肝臓での代謝が抑制され、効《き》きすぎることがある。栄養ドリンクにもアルコールを含むものが多く、注意が必要

●「ワーファリン」＋ほうれん草、納豆《なっとう》＝×
ほうれん草などの緑黄色野菜や納豆に含まれるビタミンKは、抗凝血剤「ワーファリン」の作用を弱め、効果を低下させる

●結核治療薬＋サンマ、イワシ、サバなど青魚《あおざかな》＝△
不飽和《ふほうわ》脂肪酸の多い青魚は、動脈硬化の予防効果が高いが、ヒスチジンという物質を含有するため、結核治療薬（「イソニアジド」など）の代謝を阻害することがある

●結核治療薬、抗うつ薬＋チーズ＝×
チーズには昇圧《しょうあつ》物質（チラミン）が含まれる。この物質は、結核治療薬（「イソニアジド」など）や抗うつ薬（「アミトリプチリン」など）と相互作用を起こす恐れがある

●飲む水虫薬＋バター＝×
爪水虫《つめみずむし》などに処方される飲む水虫薬（「グリセオフルビン」など）は脂溶性《しようせい》のため、バターなどと一緒に摂ると体内吸収性が高まる。そして吐き気、頭痛などの相互作用を起こす

（池谷敏郎著『最新「薬」常識88』他より）

図表20 薬と食べ物の飲み合わせ

●解熱鎮痛薬《げねつちんつうやく》＋キャベツ＝×

アセトアミノフェンを含む解熱鎮痛薬とキャベツを一緒に摂《と》ると、キャベツに含まれる成分がアセトアミノフェンの代謝《たいしゃ》を阻害《そがい》。早めに体外排出するので、薬効《やっこう》が薄れる

●「アスピリン」＋レモン、オレンジなど＝×

「アスピリン」とビタミンCとを一緒に摂ると、貧血や出血性歯肉《しにく》炎《えん》などの壊血病《かいけつびょう》の症状を起こすことがある

●抗生物質《こうせいぶっしつ》＋牛乳＝×

牛乳は抗生物質（テトラサイクリン系など）の薬効を低下させることがある。また、便秘用の大腸刺激性下剤《げざい》（「ビサコジル」など）を牛乳で飲むと、薬効が薄れることもある

●ぜんそく治療薬＋ココア＝×

ココア原料のカカオに含まれるテオブロミンは、ぜんそく治療薬に配合されるテオフィリンと同様の働きを持つ。同時に摂ると、相乗効果により頭痛、不眠が起こる可能性も

●降圧剤《こうあつざい》＋漬物《つけもの》など塩分多めの食品＝×

降圧剤「ＡＣＥ阻害薬」「ＡＲＢ」は、塩分を多めに摂ると、効果が減弱する

●降圧剤＋ステーキ＝△

高タンパクな肉類は、降圧剤（「メチルドパ」など）の効果を低下させることがある

●血糖降下剤《こうかざい》＋カレー＝×

スルホニル尿素系の血糖降下剤とカレーを一緒に摂ると、薬効が強くなることがある。カレーに含まれる香辛料《こうしんりょう》が主成分（クロルプロパミド）の作用を高めるため

●糖尿病治療薬＋鼻炎薬＝×

インスリンと鼻炎薬に含まれる交感神経《こうかんしんけい》刺激成分（塩酸フェニルプロパノールアミン）は相性が悪い。インスリン注射などを用いても、血糖が下がらないことがある

●花粉症治療薬＋睡眠薬＝×

くしゃみや鼻水を抑える抗ヒスタミン薬と睡眠薬を併用すると効果が相乗して、過剰な眠気《ねむけ》、ふらつきが現われることがある

●禁煙補助剤＋降圧剤＝×

禁煙補助剤に含まれるニコチンは、末梢血管を収縮させて血圧を上げる。そのうえ、降圧剤の代謝を促進し、薬の効《き》きめを弱くすることがある

●漢方薬＋抗生物質＝△

漢方薬は主に腸で吸収される。抗生物質は腸内フローラ（細菌叢《さいきんそう》）にダメージを与えるので、併用は避けるべきと考えられる。ただし、併用で漢方薬の効果が減弱したというデータはない

●「葛根湯《かっこんとう》」＋「アスピリン」＝×

「葛根湯」に含まれる麻黄の効能（身体を温《あたた》め汗を出す）を「アスピリン」が打ち消す可能性があり、安易な併用は避ける

●「葛根湯」＋強心剤（カテコールアミン系）＝×

「葛根湯」に含まれるエフェドリンの作用をカテコールアミン系の強心剤が増強し、動悸《どうき》、頻脈《ひんみゃく》、高血圧などの副作用をもたらすことがある。両者の併用は危険

（池谷敏郎著『最新「薬」常識88』他より）

図表21 薬どうしの飲み合わせ

●風邪薬＋胃腸薬＝○

「風邪薬と胃腸薬の併用を避けるべき」は俗説。たとえば、解熱鎮痛成分の多くは胃壁を荒らしやすいが、胃腸薬（制酸剤《せいさんざい》）を併用すれば、胃壁を効果的に保護する

●風邪薬＋漢方薬＝△

麻黄《まおう》から検出されるエフェドリンは、西洋薬のせき止めにも配合される。したがって、併用すると過剰摂取をきたす可能性も。ただ、成分が重ならなければ問題はない

●痛み止め薬＋抗生物質＝×

抗生物質（ニューキノロン系抗菌薬）は、痛み止め薬と併用すると、血液内でその成分濃度が高まり、危険

●胃腸薬＋抗生物質＝△

胃腸薬のケイ酸アルミニウムなどの成分が、抗生物質（テトラサイクリン系）の体内吸収を弱めることがある

●胃腸薬＋抗不整脈薬＝×

「ガスター」の主成分H_2ブロッカーは、抗不整脈薬に含まれる硫酸キニジンの代謝・排泄を遅らせ、徐脈《じよみやく》など副作用を起こすことも

●下痢止め薬＋胃腸薬（制酸剤）＝△

一緒に飲むと、胃腸薬（成分にケイ酸アルミニウムを含む）が下痢止め薬（「ロペラミド」など）を吸収、働きを低下させる恐れがある。両者を飲む時は、すこし時間をおく

●抗うつ薬＋せき止め薬＝×

三環系《さんかんけい》抗うつ薬に含まれる塩酸アミトリプチリンは、中枢神経の働きを抑制する。同様の働きを持つせき止め薬（「コデイン」など）は、一緒に飲むと危険

42 家族が、ジェネリック医薬品をすすめられたら

「ジェネリック医薬品」とは、特許権の切れた「先発医薬品（新薬）」と同じ成分を使い、他の製薬会社が製造した価格の安い（先発医薬品の50〜60％程度）薬のこと。このため「後発医薬品」、あるいは、医師が処方箋を書く時、薬の商品名ではなく一般名（Generic Name）を記載する事例が多いことからジェネリック医薬品と呼ばれます。

医療費削減を目指す厚生労働省は、この薬の普及を図《はか》り、二〇〇六年から処方箋の様式を変更し、患者さんが望めば、この薬を使えるようにしました。

薬代が安くなれば、患者の治療費負担は軽減し、国民医療費も大幅に削減できる、というのが厚生労働省の考えのようです。

日本ジェネリック製薬協会によると、二〇一五年度第1四半期（四〜六月・速報値）の普及率は数量ベースで54・4％と、前年度から大きくシェアを伸ばしています。多くの人

は、「3～4年前のシェアは20％台だったはず」といぶかるのではありませんか。実は、ここにはひとつの指標の変化が隠れています。

従来のシェアは、「すべての医療用医薬品の数量」における「後発薬の使用割合」を計算していましたが（旧指標）、二〇一三年四月以降は、厚生労働省の提示により新指標が採用されています。それが、「後発薬のある先発薬と後発薬の合計数」に占める「後発薬の使用割合」です。

つまり、新指標では、分母を先発薬と後発薬の合計にした結果、必然的に後発薬の使用割合が増えた、というわけです。

しかし、臨床の現場では、後発薬に疑問を持つ医師も少なくありません。ジェネリックをすすめる厚生労働省ですら、「病院勤務医の54・9％がジェネリック医薬品に不信感を抱いている」と二〇一五年十一月に発表しています。

薬効は本当に同じか？

新薬が数百億円とも言われる莫大《ばくだい》な費用と長い年月をかけて開発されるのに対し、後発薬メーカーはその費用を負担していない。だから、薬価も安くなり、患者も国家もコスト的に助かるというのは、誰もがわかっていることです。

では、主成分が同じなら薬効も同じと言えるのでしょうか。主成分が同じでも、剤形《ざいけい》（薬を用途に応じて適切な形にすること。粉末、錠剤、カプセルなど）、コーティング、内部構造などの違いにより、体内に吸収される速度が変化したり、有効成分が分解されやすくなったりするのは明白です。

つまり、先発薬の薬効を後発薬がそのまま持っているとは限りませんし、実際に「医師と話し合って後発薬に替えたけれど、血圧が思うように下がらない」「睡眠導入剤を使っても、よく寝つけなくなった。元の薬に戻してほしい」と言う患者さんもいるのです。

また、「後発薬は臨床検査や毒性検査をしていないので、安全性に対する問題がある」との指摘もあります。

厚生労働省や後発薬メーカーをはじめ、ジェネリックの普及・推進を図る団体などのホームページには、「後発薬は毒性試験や臨床試験を要請されていないが、厚生労働省で安全性は承認されている。必要な試験をしないのではなく、必要のない試験を重ねて実施することはない」「日本に比べ、圧倒的に後発薬が使用されている欧米でも、後発薬による薬害事故は報告されていない」との主旨の文章が掲示されています。

しかし、私は多くの医師と同様、現状の後発薬には否定的な立場です。私の家族が体調を崩した時に、後発薬を処方することはありませんし、家族が他の医療施設で後発薬をすすめられたら、「多少薬代が高くても、先発薬を飲んでおけば」とアドバイスするでしょう。

このようなことを言うと「むやみに心配するあなたのような医師が、後発薬の普及を妨《さまた》げている」と批判されそうですが、それは本末転倒《ほんまつてんとう》です。後発薬の臨床上の実際の効果、予後、エビデンス（科学的根拠）に疑問が残るからこそ、使用をためらう医師がいるのです。

ところで、朝日新聞二〇一五年五月二十七日付によると、厚生労働省は、後発薬の「二〇一七年度末までに60％」という普及目標を「二〇一六年度末に前倒し」して、そのうえで「二〇二〇年度末までに80％にする」と表明しました。この通りに普及が進めば、医療費の削減効果は同年度に1・3兆円になるそうです。

さらに、「後発薬の使用割合が高い健康保険組合に、75歳以上の後期高齢者医療制度への支援金負担を軽くする制度を採り入れる」「薬剤師が後発薬を調剤するなどした場合に厚《あつ》くしている診療報酬加算《かさん》をさらに拡充する」「効能が同じ後発薬がある場合、保険では後発薬の金額分しかカバーしない制度を二〇一八年度から導入する」などの案が提案・検討されているそうです。

厚生労働省は医療費の削減にやっきになっているようですが、一番のコスト削減は病人をつくらないこと。そして、不幸にも病気になった人がいれば、すばやく、効果的に治療することです。後発薬がそれに寄与するか、医療関係者はもちろん国民全体で注視するべきではないでしょうか。

43 家族が、漢方薬を飲んでいたら

読者のみなさんは漢方薬に対し、どのようなイメージをお持ちでしょうか。多くの人は「体にやさしく副作用がない」「長期的に飲まないと効果がない」「体質改善に効果的」などと考えているのではありませんか。しかし、このイメージは正しくもあり、まちがいでもあります。

漢方薬は西洋薬のように症状を緩和する対症療法だけではなく、自然治癒力を高めたり、健康を維持したり、病気になりやすい体質を改善するように働きます。このため、「漢方薬に即効性はない」と思われがちです。しかし、急性疾患なら、すぐに効果が現われる薬もありますし、慢性疾患の場合でも、２週間ほど服用すれば効果が実感できるケースも少なくありません。

漢方薬の効果はおだやかで副作用がない、というのも正しくありません。一九九六年には、肝炎治療に使うインターフェロンと「小柴胡湯《しょうさいことう》（原料は柴胡《さいこ》・半夏《はんげ》・黄芩《おうごん》・大棗《たいそう》・人参《にんじん》・甘草《かんぞう》・生姜《しょうきょう》）」の組み合わせにより、多くの患者さんが間質性《かんしつせい》肺炎にかかり、10人が亡くなっています。

「小柴胡湯」は、肝炎に効果的な西洋薬がなかった時代から、肝炎治療に用いられてきました。そして、漢方エキス剤（煎《せん》じ薬《ぐすり》のエキスを抽出し、凝縮《ぎょうしゅく》した顆粒薬《かりゅうやく》やカプセル薬）が一九七〇年代に保険薬に収載《しゅうさい》（認可）後、医療現場で需要量を伸ばし、さらに一九九二年に「肝炎における肝機能障害に効果がある」と証明された、との論文が発表されるや、全国でC型肝炎の患者さんの治療に日常的に使われるようになりました。

しかし、一九八〇年代以降、肝炎以外にも、西洋薬と「小柴胡湯」併用の副作用ではないか、と指摘される症例も少なからず報告されていました。

「小柴胡湯」は、約1800年前の中国の医学書『傷寒論《しょうかんろん》』に記載がある古典的な処方です。その効能を現代医学的に表現すれば、免疫系の活性を高め、長引いた風邪やせき、腹部の不快感、倦怠感の解消などに用いる、となります。このため、腹部に異変を感じ、倦怠感の強い肝炎治療に用いられてきた経緯があります。

いっぽう、インターフェロンも、肝炎ウイルスを駆除する薬です。

このふたつの薬を併用すると、「アレルギー反応が起こり、薬剤性の間質性肺炎などにつながるのではないか」との見方もありますが、「小柴胡湯」とインターフェロン併用による作用機序《さようきじょ》（薬が生体に作用をおよぼすメカニズム）については、いまだに定《さだ》かになっていません。

私の知人で、漢方薬局を開業している薬剤師は、「漢方には本来、肝炎という病気の概念はないし、西洋薬と併用することもない。漢方は患者さんの『証《しょう》（体質、自覚症状、他覚症状、診察所見の総合評価）』と症状、体の状態を観察し、数種類の生薬《しょうやく》を組み合わせて処方する。つまり〝さじ加減〟が重要なのに、医師は生薬の効能を理解していない。そして、患者さんの証にかかわらず、製薬会社の手引書などを参考に漢方薬を処方する。これでは、副作用が現われるのは当然だ」と手厳しい話をしています。

漢方では、患者さんの体力、体質などにより、実証《じつしょう》（体力のある人）、虚証《きよしょう》（体力のない人）、中間証《ちゅうかんしょう》（実証と虚証の中間の人）に分類し、同じ症状でも証別に薬を変えるのですが、この証じたいが生体の変化とともに変わっていくので、複雑なのです。

したがって、患者さんが西洋医学や漢方治療を受け、容態《ようだい》が変動すれば、その状況を的確に把握したうえで、もっとも適した生薬を処方しなければ、患者さんが亡くなるような重い副作用が現われる可能性もあるのです。

これが、漢方の数千年および膨大な人々を対象にした壮大な〝臨床実験〟の結論であり、漢方が「時間の医学」と言われる所以《ゆえん》です。

私は、西洋医学に立脚《りっきゃく》する医師が、漢方を詳しく研究することもなく、漢方製薬会社に言われるままに、安易に処方するべきではないと思います。漢方は治療のひとつの手段だとは思いますが、私は臨床医として、患者さんのファースト・チョイスにしたことはありません。

したがって、私の家族が漢方薬を飲んでいれば、「その薬はなぜ必要なのか」「副作用や西洋薬との併用の影響についてどのように考えるか」と医師に聞くように促し、私が納得できる回答がなければ、服用をやめさせます。

漢方薬の科学的研究

このように述べると、私は漢方に対して否定的なのではないかと思われるかもしれませんが、そのようなことはありません。長い歴史を持つ薬だけに効果はあるだろうが、エビデンスが乏しいのではないかという疑義があるだけです。それゆえ、使用に慎重になって

図表22 植物、生薬《しょうやく》から抽出された西洋薬

原料・生薬	西洋薬成分名	薬効
インドジャボク	レセルピン	降圧(血圧降下)
麻黄《まおう》	エフェドリン	鎮痛、鎮咳《ちんがい》
黄連《おうれん》	ベルベリン	下痢止め、整腸
甘草《かんぞう》	グリチルリチン	肝障害改善、その他
キナ	キニーネ	マラリア治療
オニゲシ	コデイン	鎮痛、鎮咳
オニゲシ	モルヒネ	鎮痛、麻酔
キツネノテブクロ	ジギトキシンなど	強心作用
薄荷《はつか》	メントール	清涼剤
麦角《ばつかく》	エルゴタミン	片頭痛《へんずつう》治療
ヤナギ	アスピリン	解熱、鎮痛

(丁宗鐵著『最新漢方実用全書』より)

いるのです。

しかし、〝化学物質のかたまり〟と思われている西洋薬も、漢方で使用する生薬や植物と共通する原料はたくさんあります(図表22)。

たとえば、「麻黄《まおう》」には中枢《ちゅうすう》興奮作用、交感神経の興奮作用、鎮咳《ちんがい》作用、発汗作用が認められていますが、麻黄由来の鎮痛、鎮咳成分はエフェドリンとして西洋薬のなかに含まれています。

また、整腸薬、下痢止め薬に含まれるベルベリンという成分は、「黄柏《おうばく》」「黄連《おうれん》」という生薬から抽出されています。

現在、製薬会社や大学の薬学部などで、生薬の薬効、生薬の組み合わせによる作用

機序が解明され始めています。これまで、「中国4000年の叡智《えいち》」ととらえられてきた漢方薬に科学的根拠が加われば、今後の医療に大きく貢献するのではないかと思います。

44 家族が、健康関連商品を買っていたら

テレビのBS放送を何気《なにげ》なく見ていたら、「コラーゲン」「ヒアルロン酸」「コンドロイチン」などの健康関連商品を扱う通販が多いことに驚きました。それだけ、視聴者の健康志向、アンチエイジング志向が強いということでしょう。

しかし、番組の司会者や出演者、購入者（体験談）などの口上《こうじょう》を鵜呑《うの》みにしてはいけません。商品のなかには、医師として疑問を持たざるを得ないものも多いのです。

私は二〇一三年に、『妻の化粧品はなぜ効果がないのか――細胞アンチエイジングと再生医療』を著《あらわ》し、「皮膚にシミやシワができるのはなぜか」「女性たちが熱心に取り組むスキンケアは効果があるのか」といったテーマに対し、「肌の老化防止法は、保湿と紫外線対策だけで十分」と言及しました。

ここでは、前述のコラーゲン、ヒアルロン酸、コンドロイチン関連商品の矛盾《むじゅん》、サプ

リメントの有効性などについて話を進めたいと思います。

ヒアルロン酸を塗っても、コラーゲンを食べても美肌効果はない

「コラーゲンやヒアルロン酸が配合されたクリームを塗り続けると、肌が潤《うるお》いを持ち、ツルツルになります」「コラーゲンたっぷりのスッポンは、お肌のアンチエイジングに効果がありそうですね」

甘い宣伝文句がテレビから聞こえてきます。そして、「コラーゲンを小さい分子量にして、皮膚からの吸収効率を高めている。アンチエイジング成分が含まれているので、皮膚の細胞を活性化する」と説明しています。

しかし、皮膚の専門家の私にすれば、ナンセンス。皮膚組織がコラーゲンを直接吸収することはあり得ません。コラーゲンは健康な皮膚を保つためには不可欠ですが、あくまでも、自分の皮膚の真皮《しんぴ》細胞内で作られたものが、皮膚組織のなかで機能して、潤いやハリをもたらすのです。ですから、皮膚にコラーゲンを塗ってもまったく意味はありません。

それに、人間は免疫機能を持っているので、コラーゲンが皮膚のなかに浸透《しんとう》できたと仮定しても、やがて、異物として排除されますし、真皮細胞の細胞膜にもはねつけられてし

まいます。

同様に、分子量を小さくしたので吸収されやすい、というのも眉唾《まゆつば》です。コラーゲンは多くのアミノ酸が集合した比較的大きな物質です。皮膚が吸収できる最大の大きさを仮にゴルフボール程度とした場合、コラーゲンは東京ドームの大きさに匹敵します。ヒアルロン酸はコラーゲンよりさらに大きな物質ですから、真皮への浸透はとても不可能です。

皮膚は❷で説明したように、表皮、真皮、皮下組織の3層で構成されますが、クリームなどの塗られたものが浸透するのは表皮まで。真皮までは、コラーゲンやヒアルロン酸はとても到達できないと思ってください。

いっぽう、コラーゲンを食べても、美肌になるとは思えません。なぜなら、前述のようにコラーゲンはアミノ酸の集合体ですから、消化過程で栄養として分解されます。その栄養が真皮細胞に届けば――という気持ちは理解できますが、消化されたコラーゲンはもはやコラーゲンではなく、分子レベルに分解された単なるアミノ酸にすぎないのです。

コンドロイチンを飲んでも関節痛は治らない

中高年になると膝《ひざ》や関節痛に悩む人が増え、コンドロイチンが配合された市販薬、サプリメント、健康食品などを求める人も少なくありません。

コンドロイチンは、ヒアルロン酸などとともにムコ多糖《たとう》（グリコサミノグリカン）に分類されます。この成分は、細胞の周囲に水（体液）を蓄《たくわ》え、細胞に栄養を運んだり、不要となった老廃物を代謝したりしています。また、膝関節、肩関節などの組織の隙間《すきま》に存在し、水を吸ったスポンジのようにクッションの働きをして、関節の動きを滑《なめ》らかにしています。

しかし、ムコ多糖は20代半ばから減少していきます。このため、クッションを失った関節は、40～50代になると、「四十肩《しじゆうかた》」「五十肩」「膝痛《ひざつう》」などで悲鳴を上げるようになるのです。

では、「コンドロイチンを摂取すれば、関節痛が治る」は本当でしょうか。私には、とても理解できません。なぜなら、食べる前のムコ多糖は、確かに関節に存在するムコ多糖かもしれませんが、胃に入り小腸を通過する頃には完全に粉々《こなごな》になり（数万分の一）、ムコ多糖の〝おもかげ〟を完全に失い、胃や腸のなかは、ムコ多糖を食べない時と同じ状況になってしまうからです。

青汁《あおじる》が危険な場合もある

すこし前に、「うーっ、まずい」というテレビCMで一躍《いちやく》、脚光《きゃっこう》を浴びた青汁。今や、大手企業も参入し、その市場規模は800億円を超えるそうです。

まさに、健康志向の強い日本人の〝国民的栄養ドリンク〟とも言えます。しかし、腎臓や甲状腺に異常がある人は、「健康のための青汁」が症状を悪化させることもあるので、注意してください。

慢性腎炎などで腎機能が衰《おとろ》えると、カリウムの排泄が滞《とどこお》ります。さらに、腎臓病の患者さんは塩分を制限されるので、もともとカリウム過多になりやすいのですが、そこに、カリウムを豊富に含む青汁を飲めば、血中のカリウム値が急増し、カリウム中毒に陥ることも。脱水症状と同じような、強い倦怠感、免疫力の低下、嘔吐《おうと》、腰痛などに襲われるなど、体に与える悪影響は、火を見るより明らかです。

腎臓病の潜在患者は1300万人、腎不全で人工透析を受けなければならない人は約30万人と言われています。定期検診で尿タンパクが陽性の人は、くれぐれも青汁には用心してください。

また、甲状腺に異常がある人は、イソチオシアネート類を多量に含むケール、キャベツの青汁を避けましょう。イソチオシアネート類は本来、がん細胞の発生を抑制するとされる成分ですが、甲状腺機能を抑制し、腫《は》れを悪化させることもあるのです。

ウコンも危ない

「二日酔い防止」のためにウコンを事前に飲んでから、酒を飲みに出かける左党《さとう》が多いようです。二日酔いは、肝臓でアルコールが分解される際に発生するアセトアルデヒドという毒性物質が原因とされますが、「ウコンは肝臓の機能を高め、アルコールの分解を促進する」と酒好きには信じられているようです。

しかし、人間に対するウコンの効能はまだ証明されていません。また、仮にウコンが肝臓の機能を高めるとしても、長期的に服用しなければ、効果は得られないと思います。もし、酒を飲む前にウコンを飲むだけでも「効いている」と感じる人は「プラセボ効果（偽《ぎ》薬《やく》を投与しても、本物の薬と思い込み症状が改善すること）」かもしれません。

それより、すでに軽い肝障害のある人がウコンを飲むと、自己免疫性肝炎を発症することがあると報告されています。厚生労働省によると、薬物性肝障害の原因の25％は健康食品と民間薬とされ、ウコンはそのなかでも〝重要参考人〟のような存在です。

では、ウコンのどの成分が肝臓に害を与えるのでしょうか。それは、秋ウコンに含まれるクルクミンではないかと指摘されますが、研究では明らかにされていません。

アルコールを頻繁に飲む人の肝機能は、もともと低下しがちです。ウコンに頼って酒を飲みすぎるのだけは避けたいものです。

まつ毛が伸びる処方薬がある

この薬をアンチエイジング商品に含めてよいかわかりませんが、まつ毛に塗るだけでまつ毛が伸び、アイラインがくっきり濃くなり、しかも高齢になるほどその効果が出やすい、という女性にとって夢のような目薬をご存じですか。

それは「まつ毛貧毛症」の治療薬で、二〇〇八年にＦＤＡ（アメリカ食品医薬品局）で承認された「ラティース」です。この薬は、眼圧下降を目的に開発された緑内障治療薬の「ルミガン」と成分はまったく同じで、緑内障治療のために点眼していた人のまつ毛が伸びたことから、まつ毛貧毛症治療薬として製品化されました。

まつ毛の育毛を謳《うた》う育毛剤は他にもありますが、医師の処方箋を必要とするのは、この薬だけ。つまり、唯一の医薬品というわけです。ただ、日本では未承認ですから、美容外科で自費購入するか、インターネットで個人輸入をしなければならないので、それなりに費用はかかります。

しかし、ラティースの臨床データによると、まつ毛に毎晩1滴塗るだけで、被験者の78%にまつ毛の長さ、太さに変化が見られたということです。さらに、年齢別では45歳未満で約67%、45〜65歳未満で同83%、65歳以上で同91%に効果が認められたというのですから、まさに「アンチエイジング薬」。また、白人だけではなく、アジア人女性も使用16週目で同72%に効果が認められました。

いっぽう、医薬品だけに副作用が気になります。同臨床データは、4%の人に目の赤みやかゆみなどの副作用が認められた、と報告しています。

さて、ここまでアンチエイジング商品を中心に、その効果などを解説してきましたが、コラーゲンやコンドロイチンなどはほとんど意味がないとご理解いただけたのではないかと思います。

では、もし私の家族がこれらの商品を飲んだり、使用したりしていたら――。健康であれば、特に健康被害もないと思うので、「黙認」するしかないでしょうね。

第7章

健康診断・病院

45 家族が、健康診断に行くことになったら

「健康診断報告書」をそっと開け、「ふーっ」とため息をつく人。「今回もオールA」と胸を撫《な》でおろす人。健康診断（以下、健診）が終わると、どこでも見られる光景です。それだけ、日本人に健診が普及し、検査結果に一喜一憂《いっきいちゆう》している人が多いということでしょう。

日本で現在一般的に行なわれている主な健診は、ビジネスマンなどを対象とする「企業健診」と、行政が住民に対して行なう「地域健診」。企業健診を行なう企業数と受診者数（社員）はともに80％を超えるのに対し、地域健診は各地域でバラツキはあるものの、受診率は平均47・5％（平成23年度）です。

厚生労働省によると、健診によりなんらかの異常が発見される確率（有所見率《ゆうしょけんりつ》）は前者が49・9％（二〇〇七年、受診者約1280万人）と、ほぼ半数は「健康」と診断されてい

るのに対し、後者で「異常なし」と診断されたのはわずかに11・6％（二〇〇六年、受診者約1306万人）。つまり、88％以上の人に異常が見つかった、というわけです。

ではなぜ、このふたつの健診の有所見率に、このような大きなギャップが出てくるのでしょうか。それは、企業健診の場合、企業は健診結果を労働基準局監督署に報告する義務があるため、有所見率が高いと、「社員の健康管理に問題あり」と見なされる場合があることや、社員（受診者）も同僚や上司に「あいつは不健康だ」との烙印《らくいん》を押されたくないので、問診《もんしん》で積極的に不調を訴える人が少ない、という事情があるからでしょう。

このため、血液検査や画像診断などで明らかな所見が認められなければ、「異常なし」と診断されるケースが多いのです。うがった見方をすれば、企業も社員も、健診で異常を見つけるより、「異常なし」の〝お墨《すみ》つき〟を得たいがために健診を受けるのですから、この結果も当然です。

対して、地域健診は40代以上の自営業者や主婦、あるいは定年退職後の高齢者が受診対象です。そして、「なんらかの不調を抱えているから健診を受ける」という人がほとんどです。これが、行政が全住民に受診をすすめても地域健診の受診率が50％にも満たない一因であり、20代～60歳を対象とする企業健診に比べ、有所見率が異常に高い理由です。

したがって、企業健診で「オールA」と診断された人は健康か、と言えばそうでもありません。

たとえば、一般の健診の肺検査で異常なし、と判定された喫煙者を対象にした全米ユダヤ医療研究センターの調査（毎日20本以上、喫煙歴10年以上、45〜80歳の８８７２人対象）では、その半数以上に慢性閉塞性肺疾患（ＣＯＰＤ＝Chronic Obstructive Pulmonary Disease）や早期肺がんが認められたそうです。

逆に、健診で異常を指摘されてもあわてることはありません。人間は年齢とともに老いるわけですから、40〜50代ともなれば、正常値から外《はず》れる検査項目も出てきます。

また、最近、コレステロール値が見直され、各メディアを賑《にぎ》わせたように、各検査項目の基準値も絶対ではありません。前回の健診で「異常なし」と判定された検査項目が、基準値の変更により、今回は「異常あり」に変わることもあるのです。

当然、数値の解釈が変わったからといって、その人の本質的な健康が左右されるものではありません。したがって、「要再検」「要指導」と判定されても、必ずしも深刻な病気にかかっているわけではなく、現時点の自分の健康状態を示すひとつの資料くらいにとらえておけばいいのです。そして、気になるデータがあれば、早めに手当てをすることです。

私の会社でも、社員には毎年健診を受診してもらっています。社員たちは20～30代の若い世代が多いので、それほど問題になるケースはありませんが、時折、悪いデータが出て、私に泣きつく社員もいます。その時は、「データに一喜一憂しても意味はない。悪いデータがあれば、原因を見つけ、改善すればいいだけでしょう」と話しています。

意味のない検査もある

「健診の検査項目って、なんでこんなに多いのだろう」と疑問に思ったことはありませんか。コストの関係で、企業健診と地域健診では検査項目に違いはあるものの、身体測定、生化学《せいかがく》検査（血液）、尿検査、画像検査など24検査が、健診の代表的な検査と言われています。

しかし、厚生労働省（「最新の科学的知見に基《もと》づいた保険事業に係《かか》る調査研究」班）は、健診で実施されている検査のうち、科学的に明確な有効性が示されたのは6項目のみ、と二〇〇五年に公表しています。

具体的には、「血圧の測定」「飲酒と喫煙に関する問診」は効果を示す十分な証拠がある、「身長・体重の測定」は減量指導を行なえば有効、「糖尿病の糖負荷試験」「うつ病を調べる問診」は健診後の指導や治療の体制整備を条件に有効、とされています。これ以外の14項目の検査（図表23）は、「すすめるだけの根拠はない」「病気予防や悪化防止の証拠はない」などとされています。

私も、胸部X線検査は意味がないと思います。なぜなら、この検査で異常が認められることはまれですし、仮に肺がんが見つかったとしても、すでに、かなり進行している段階です。つまり、肺がんを見つけるには胸部X線検査はまったく意味がないというわけです。

血液検査の有効性

さらに、血液検査について、厚生労働省の報告書は「AST（図表24参照、以下同様）、ALT、γ《ガンマ》-GTPの値を調べる肝機能検査で見つけるべき主な病気のひとつは脂肪肝。この大半は、放置しても大事に至らない。他に見つけるべきものは、アルコール性の肝臓病とウイルス性肝炎だが、どちらも見落とされる場合が多い。検査するなら、飲酒量の問診や直接のウイルス検査が勝《まさ》るため、実施の意義を再検討する必要がある」としています。

図表23 厚生労働省が有効性を疑問視した検査

検査の種類	厚生労働省の見解
一般的な問診	明確な証拠はない
視力検査	すすめるだけの証拠はない
聴力検査	すすめるだけの証拠はない
身体診察	明確な証拠はない
聴診《ちょうしん》	明確な証拠はない
腹部診察	ほとんど証拠がない
心電図測定	虚血性心疾患《きょけつせいしんしつかん》の発見には無意味
胸部X線	肺がん発見に有効との証拠なし
コレステロール検査	コレステロール低下には役立つが心筋梗塞《しんきんこうそく》予防に有効との証拠なし
肝機能検査（ＡＳＴ、ＡＬＴ、γ《ガンマ》-ＧＴＰ）	実施の意義を再検討すべきだ
尿検査	糖尿病発見には不適切。腎不全《じんふぜん》などを防ぐ証拠はない
血球数《けつきゅうすう》など	有効性を示唆《しさ》する十分な証拠はない
Ｃ型肝炎検診	判定保留
Ｂ型肝炎検診	判定保留

●**中性脂肪(ＴＧ)**　基準値：30〜149mg/dl
数値が150mg/dlを超えると脂質異常症と診断される。心筋梗塞、脳梗塞などの原因となる動脈硬化を引き起こす。メタボリックシンドロームの診断基準のひとつ

●**血糖値**　基準値：99mg/dl 以下
糖尿病の重要な判定基準のひとつ。血糖値は食後に高くなるため、一般的には朝起きてから何も食べていない状態で採血して調べる。早朝空腹時の検査で110mg/dl以上は要注意

●**尿酸値《にようさんち》(ＵＡ)**　基準値：2.1〜7.0mg/dl
尿酸とは「プリン体」が分解、代謝され、産生《さんせい》される老廃物のこと。痛風《つうふう》などの原因になる。数値が7.0mg/dlを超えると高尿酸血症《こうにようさんけつしよう》と診断され、尿酸が結晶化(痛風発作や尿路結石《にようろけつせき》)しやすくなる

●**白血球数(ＷＢＣ)**　基準値：3200〜8500/μl
細菌などの異物が体に入ってくると、自《みずか》らのなかに取り込むなどして無害化する免疫細胞のひとつ。細菌感染症などの病気にかかっている時は、血液中の白血球数が増加する。逆に、ウイルス感染の初期や骨髄《こつずい》の造血《ぞうけつ》機能の低下などがあると減少する

●**ヘマトクリット値(Ｈｔ)**
基準値：男性は38.5〜48.9%　女性は35.5〜43.9%
「ヘモグロビン濃度」「赤血球数」とともに貧血を調べるために必要な検査。ヘマトクリット値とは、一定量の血液中に含まれる赤血球の割合。数値が低ければ、血液が薄いことを意味し、貧血が疑われる。逆に、高ければ多血症や脱水などが疑われる

(池谷敏郎著『最新医学常識99』他より)

図表24 健康診断の主な検査項目

●アスパラギン酸アミノトランスフェラーゼ（AST、GOT）
基準値：30 IU/L 以下
肝臓を中心に心臓、筋肉内に存在する酵素。数値が高い場合は肝炎のほか、強い胸痛があれば心筋梗塞などが疑われる。強い運動による筋肉の炎症により、検査値が上がることもある

●アラニンアミノトランスフェラーゼ（ALT、GPT）
基準値：30 IU/L 以下
肝細胞に多く含まれる酵素。肝細胞がなんらかの理由で壊《こわ》れると、血液中に流出する。数値が高ければ高いほど肝炎などにより、たくさんの肝細胞が破壊されていることになる。ＡＳＴに比べ、運動の影響を受けにくい

●γ《ガンマ》-グルタミルトランスペプチダーゼ（γ－ＧＴＰ）
基準値：50 IU/L 以下
肝臓に多く存在する胆道系《たんどうけい》酵素。アルコールに敏感に反応する性質を持つため、アルコール性肝障害の診断には不可欠な検査。飲酒習慣のある人の約50％、なんらかのアルコール性肝障害がある人のほぼ100％は、この数値が上昇する

●ＨＤＬ（ＨＤＬ－Ｃ）　基準値：40～119mg/dl
ＨＤＬ（高比重《こうひじゅう》リポタンパク）に含まれるコレステロールで、「善玉《ぜんだま》コレステロール」とも呼ばれる。運動不足、過食、肥満で低下し、女性ホルモンやアルコールの摂取で増加する。数値が低い時、脂質異常症、動脈硬化などが疑われる

●ＬＤＬ（ＬＤＬ－Ｃ）　基準値：60～119mg/dl
ＬＤＬ（低比重リポタンパク）に含まれるコレステロールで、「悪玉《あくだま》コレステロール」とも呼ばれる。数値が低い時は肝硬変や甲状腺《こうじょうせん》機能亢進症《きのうこうしんしょう》などが、高い時は脂質異常症や動脈硬化症などが疑われる

※基準値は日本人間ドック学会の基準値を使用

血液検査の齟齬《そご》については、臨床でもよく経験します。たとえば、検査でAST、ALTも正常なのに、脂肪肝や慢性肝炎を起こしている症例は珍しくありません。

ASTは肝臓や心筋や骨格筋に、ALTは特に肝臓に多く見られますが、ともに正常値でも、両者が知らせる肝臓の情報が異なるため、ASTとALTの数値の大小を比較し、特に「ALT値がAST値より高い場合は、なんらかの異常が肝臓で起きている」と医師は考えます。

したがって、健診で血液検査に異常がなくても、「健康である」と断言できないのです。

メタボ健診の有効性

二〇〇八年に鳴《な》り物《もの》入《い》りで登場した「特定健診（いわゆるメタボ健診）」も、診断基準の腹囲と生活習慣病の関連性は薄い、という調査結果（二〇〇九年、厚生労働省）が出ています。

その結論は、「BMIの標準値（⑬参照、18・5〜25未満）を目指し、体重だけ下げても禁酒・禁煙に取り組まないと、生存率に変化はない」というもの。ごくあたりまえのように思われますが、厚生労働省が導入したメタボ健診を翌年、否定するような報告に、一般国民はとまどうと同時に〝キツネにつままれた〟ような思いをした人も多いのではないでしょうか。

なにしろ、厚生労働省が、16項目の検査に科学的根拠はないと公表してから10年経《た》つ現在も、一般健診では胸部X線、心電図、肝機能検査などが連綿と続けられ、メタボ健診も同様ですから。

この背景には、あくまでも私見ですが、いくら厚生労働省が音頭《おんど》を取っても、医療現場や医療業界が動かない、といった事情があるのではないかと思います。厚生労働省は検査項目を減らして医療費を削減したい、しかし検査項目を減らせば医療現場と医療業界の収益は減る、という構図ですから、なかなか進捗《しんちょく》しないのもうなずけます。

しかし、科学的に有効性のない検査を受け、その判定に右往左往《うおうさおう》させられる国民はたまったものではありません。やはり、検査項目をさらに精査し、本当に必要な検査による健診を新たに導入するべきではないかと思います。

バリウム検査か、胃カメラか？

「公費で行なう胃がん検査では、内視鏡検査（胃カメラ）を推奨しない」としていた厚生労働省のスタンスが、二〇一六年から、「内視鏡検査も推奨する」に変わるようです。つまり、一般的な健診でも従来のバリウム（造影剤《ぞうえいざい》）を用いた胃のX線検査か、胃カメラかを選べるようになる、ということです。

胃がん検診に携《たずさ》わる医師にしてみれば、「何を今さら」という思いでしょうし、私も同様です。

なぜなら、胃カメラによる胃がんの発見率はバリウム検査より3倍も高く（新潟市のデータ）、死亡率が30％低下した（鳥取県のデータ）、といった報告があるにもかかわらず、厚生労働省は「内視鏡検査を受けても受けなくても、胃がんで亡くなる人に差はない」「内視鏡で胃がんを発見しても平均余命に影響がない」などとして、胃カメラへの公費投入をためらってきたのですから。

国民医療費の削減を目指す厚生労働省にしてみれば、「バリウム検査は医師の指示の下《もと》で診療放射線技師が実施できるが、内視鏡検査は医師でなければ行なえない」、そのうえ、「看護師などの人件費もかかるので、たまったものじゃない」というのが本音かもしれません。しかし、国民の健康と命を守るという観点からすれば、胃カメラを推奨するのは当然の成り行きだと思います。

では、バリウム検査と胃カメラのどちらを選択するか。

私は人間ドックで迷わず胃カメラを飲んでいますし、妻や社員にもすすめています。しかし、「飲む時に苦しい」ためにバリウム検査を選択する人もいます。それも理解できるのですが、今は鼻から細めのスコープを入れる経鼻《けいび》内視鏡を採用する医療施設も多くなっており、できれば胃カメラを選択してほしいと思います。

いっぽう、バリウム検査を受ける社員から、「X線による医療被曝は大丈夫でしょうか」とよく質問されます。

放射線医学総合研究所によると、日本人が食べ物や大地などから受ける自然放射線量は年間約2・1mSv《ミリシーベルト》に対し、X線検査は3mSvとされています。X線検査の値が高いように感じますが、ブラジルの高地に住む人々は年間に約10mSvの自然放射線を受けているにもかかわらず、発がん率が高いという科学的データはありません。

したがって、年に1回の健診でX線検査を受ける程度であれば、まったく気にすることはないと思います（図表25）。

健診前夜に宴会があったら

「明日は健診なのに、今夜は接待だ。困ったぞ」

このような経験をしたことはありませんか。確かに、健診前夜や当日朝に飲食すると、さまざまな弊害が現れます（図表26）。そのため、前夜9時以降は絶飲食とされているわけです。

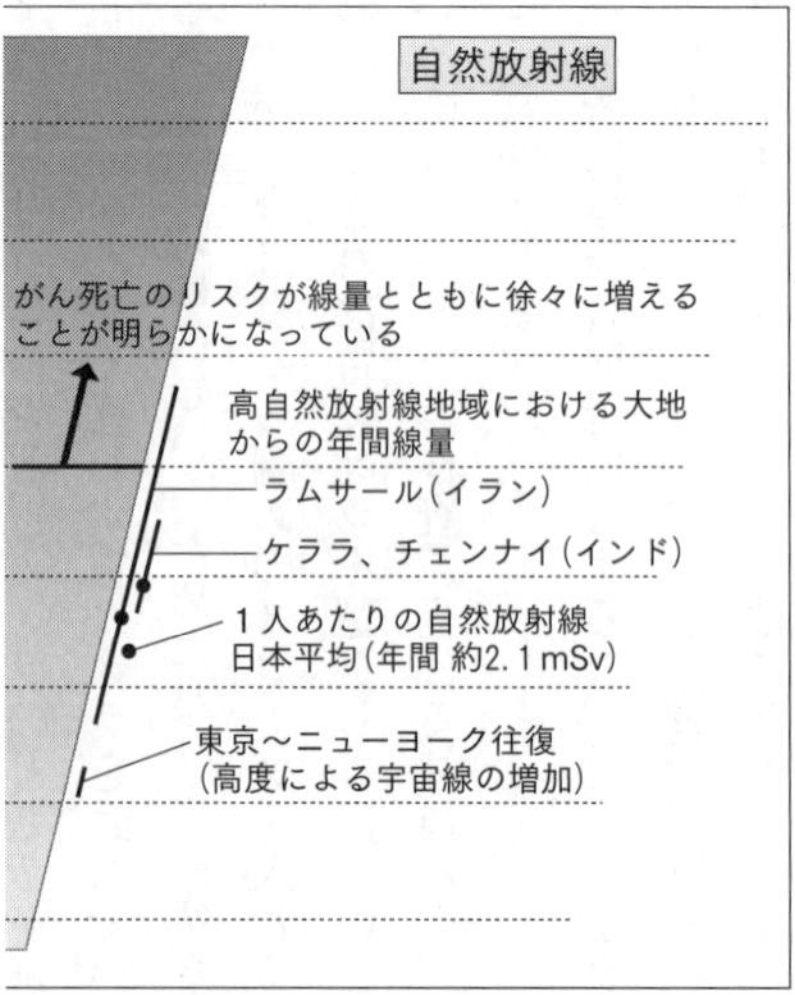

（放射線医学総合研究所「放射線被ばくの早見図」より）

特に、指示を守らず飲食物を摂《と》ると、胃のなかに消化物が残るケースが多く、この状態では胃のバリウム検査も胃カメラも役に立ちません。その場合は「○○さん、何か食べましたね」と声をかけて、すぐに検査を終了するしかありません。したがって、健診前は絶対食べないことが重要です。

では、冒頭のように、接待がある人はどうでしょう。他の同僚に替わって

図表25 身のまわりの放射線被曝

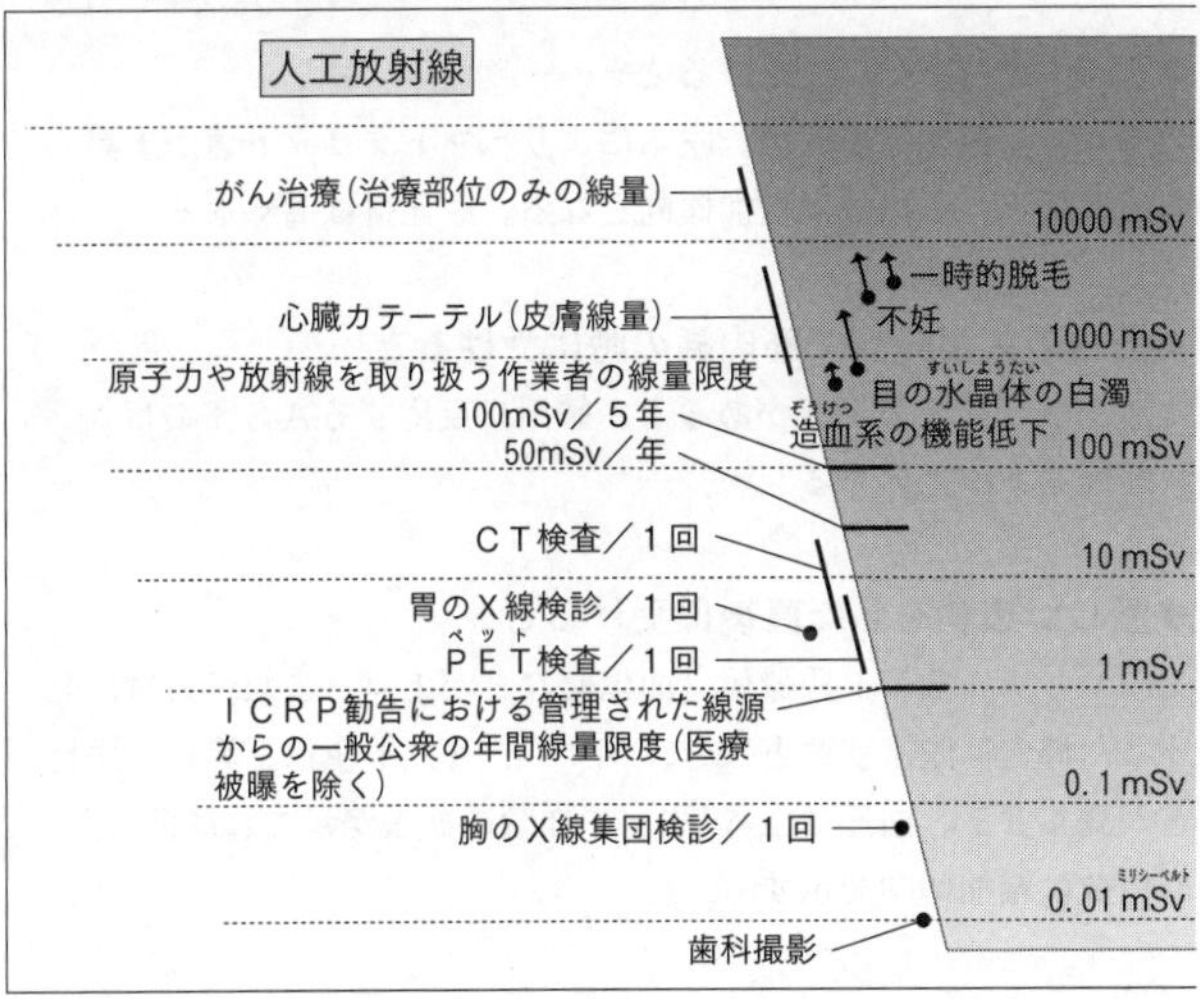

もらえれば一番いいのでしょうが、それでは接待にならない、時間がなくて健診もキャンセルできない、というのであれば、私は料理を午後9時までに軽めに食べて、その後は普通に酒を飲んでもかまわない、と思います。

もちろん、朝まで飲み続けるのは問題ですが、検査開始時刻にアルコールが体内から抜けていれば、ほとんど問題はありません。

「健診前に酒を飲んでもいいですか」と聞かれれば、医師として「ダメ」としか言えません。しかし、本音を言えば「適度な酒なら影響しない」です。

しかし、固形物を食べるのは本当に午

●完全に飲食せずに受けると……

こうなる＞尿酸値が増加。脱水によりヘマトクリット値が上昇、血圧は低下、心拍数は増加傾向となる。尿比重は高くなる

●前日のスポーツで筋肉痛の時に受けると……

こうなる＞筋肉の炎症があると、敏感に反応するＡＳＴのほか、尿酸値などが上昇する

●激しい運動をした直後に受けると……

こうなる＞ＡＳＴ、尿酸値、血糖値などが上昇。また、大量に発汗した場合は脱水状態となり、ヘマトクリット値は上昇し、尿比重が高くなる。血圧は上昇(脱水や血管の拡張が起これば低下)、心拍数は増加傾向を示す

●風邪を引いている時に受けると……

こうなる＞ＡＳＴ、ＡＬＴ、血糖値、白血球が増加(ウイルス感染初期には減少)する。脱水状態になれば、ヘマトクリット値が上昇し、尿比重は高くなる。血圧は上昇(脱水状態であれば低下)し、心拍数は増加する

●健康診断中に緊張すると……

こうなる＞血圧が上昇し、心拍数は増加する。心電図では、「頻脈《ひんみゃく》」として異常と判定されることも。機能的な(病的ではない)心雑音《しんざつおん》が増強する場合もある

(池谷敏郎著『最新医学常識99』他より)

図表26　健康診断における注意

●朝食を食べて受けると……

こうなる＞朝食の食材に含まれる中性脂肪や糖分がすみやかに吸収され、血液中の中性脂肪と血糖値が上昇し、数値が高くなる

●水分を摂《と》らずに尿検査を受けると……

こうなる＞視覚的には尿の色が濃くなる。数値は、尿のなかの水分と塩化ナトリウムや尿素など、水分以外の物質の割合を算出した尿比重が高くなる

●注射の前に水を飲まないと……

こうなる＞脱水により血管がしぼみ、血管を見つけにくくなり、注射針を刺《さ》すことが困難になる

●前日にお酒を飲んで受けると……

こうなる＞アルコールに敏感に反応しやすいＡＳＴ、ＡＬＴ、γ－ＧＴＰ、尿酸値、中性脂肪、血糖値などが上昇。アルコールの末梢血管拡張作用や利尿作用により、血圧が低めになる。血圧が下がることとアルコールの直接作用により、心拍数は多めに計測される

●１週間禁酒してから受けると……

こうなる＞ＡＳＴ、ＡＬＴ、γ－ＧＴＰ、尿酸値、中性脂肪、血糖値は、禁酒により次第に低下する。アルコールに敏感に反応するγ－ＧＴＰは、約２週間の禁酒で半分程度になる。ただし、アルコール性の肝炎や脂肪肝になっていると、正常化するまでに２～３カ月の禁酒が必要

後9時まで。できるなら、午後7時以降は固形物を食べないほうがよいと思います。

読者は、私をとんでもない医者だ、と思うかもしれません。しかし、私は健診前夜でもふだん通り酒を飲みますし、同じく検査を受ける社員がビールを飲んでいても、何も言いません。要は、消化物とアルコールを体に残さなければいいのです。

46

家族が、人間ドックに入ることになったら

「人間ドックで異常なし」と言われたにもかかわらず、まもなくがんが見つかった、という話を聞いたことがあります。患者さんが「あの人間ドックはなんだったんだ」と嘆く気持ちもわかりますし、お気の毒だと思います。

しかし、人間ドックでは、このようなケースは珍しくありません。なぜなら、急速に進歩するX線検査（CT、ヘリカルCT）、MRI、超音波検査などの読影《どくえい》能力（画像を読み解く技量）は、医師により異なります。「経験の乏しい医師が人間ドックを担当すると、非常に多い画像のなかから情報を読み切れないだろう」と指摘する医師もいます。

したがって、人間ドックを受ける場合は、人間ドック学会などが定める「人間ドック検診施設機能評価制度」などを参考に、受診施設を決めることをおすすめします。

また、急速に進行する膵臓がんや胆管《たんかん》がんを早期に見つけるためには、漠然《ばくぜん》と人間ドッ

クを受けても意味はありません。「家族歴に膵臓がんがある、胆管がんがある」と医師に明確に伝え、そのリスクに則《そく》したオプション検査を受けるべきです。

たとえば、PET《ペット》（＝Positron Emission Tomography／陽電子《ようでんし》放射断層撮影法）検査。この検査は「がん細胞は増殖するために大量のエネルギー（ブドウ糖）を必要とする」という特性を利用しています。具体的には、ブドウ糖に似た糖に放射性物質を結合させた検査薬を注射後、検査薬が発する放射線を特殊なカメラを使って外部から検出し、画像化。検査対象となる部位の検査薬の取り込み具合により、がんの有無を判別するものです。

この検査とMRI、CTを組み合わせると、発見の難しい早期の肺がん、膵臓がんを見つける可能性が高くなりますし、被験者にほとんど苦痛はありません。

このように、人間ドックは家族歴を考慮して、検査メニューを設定することがベストです。しかし、多くの人は、病院のすすめるコースをそのまま受け、「どこかに悪いところがあったら見つけて」というスタンスではないでしょうか。これではコストばかりかかり、得るものは少ない、と私は思います。

現在、多くの企業は、社員の人間ドックの受診を補助しています。このため、漠然と安易に受けている社員も多いようです。しかし、せっかくの機会ですから、目的を持って受けるべきです。もし、オプションが自己負担だとしても、担当の医師や会社と相談のうえ、メニューに組み込めばいいでしょう。

医療エンターテインメント

人間ドックと言えば、通常1泊2日、あるいは日帰りです。しかし、最近は2泊3日、なかには5泊6日~1週間にもおよぶ人間ドックを設定しているブランド病院（医療評価が高く、全国から患者が集まる著名な施設）もあるようです。

ブランド病院で1週間も検査を受ければ、個室の差額ベッド代（室料差額、47参照）や検査料（病気ではないので保険は利用できません）等で、費用は200万~300万円ほどかかるのではないかと推測されます。

私は人間ドックにそれだけコストをかける意味はないし、それで何人の人が病気を予防できたのかと疑問に思いますが、人間ドックを病院が提供する〝医療エンターテインメント〟と思えば納得できます。

つまり、病院が提供する医療とは異なるサービスです。もちろん、さまざまな検査は医療行為ですが、そこに付加価値をつけて〝商品〟としているわけです。そのため、ホテルと見違うほどの病室で、夕飯はステーキとワイン、あるいはフレンチなどを提供し、人間ドックを受ける人々に、優雅で最良の時間を過ごしてもらうのでしょう。

その対象は国内のセレブだけではなく、外国人にもおよんでいます。特に、日本の医療にあこがれる中国人の人気は高く、日本の人間ドックをレジャー感覚で受けている、とも言われています。まさに、「爆買《ばくが》いついでの人間ドック」です。

しかし、優雅な時間を過ごすために、人間ドックが存在するわけではありません。人間ドックは本来予防医療ですから、病気の所見がなくても、今の生活習慣を見直さないとやがて病気になるかもしれない、と受診者に予知させることが重要です。

そして、「結果的に異常が見つからなかった。がんが見つからずによかった」ということではなく、人間ドックの結果を元にしたセルフケア法までアドバイスする必要があると思います。

脳ドックは必要か？

健康志向の高まりを受け、現在の日本には一般の人間ドックのほか、乳がんドック、脳ドック、ストレスドックなど数多くのドックが用意されています。しかし、私は胃カメラや大腸内視鏡や乳がんドックをすすめても、脳ドックやストレスドックをすすめることはありません。

なぜなら、脳ドックのＭＲＩ検査で微小《びしょう》脳梗塞をたくさん見つけても、直接的な治療にはつながらず、食生活を含めた生活習慣の改善指導をするくらいでしょう。それなら、一般の人間ドックや検診の血圧測定や血液検査などでも補《おぎな》えます。

また、無症候《むしょうこう》（自覚症状がないこと）の脳動脈瘤《のうどうみゃくりゅう》を見つけても、実際にクリッピング手術やコイル栓塞術《せんそくじゅつ》を施《ほどこ》すべき症例はほとんどないと言われています。

さらに、最近話題を集める認知症も、脳の萎縮が画像で確認できるようでは、すでに症状が現われているはずですし、仮にアルツハイマー型の兆候を見つけても、症状を止める有効な治療法は確立されていないのが現状です。

日本脳ドック学会のガイドラインによると、「積極的に勧《すす》める対象は中・高齢者が望ましい」「脳卒中の家族歴、高血圧、糖尿病、脂質異常症、肥満、喫煙などの危険因子を有《ゆう》するハイリスク群に対して重点的に受診を勧める」としています。

しかし、これでは前述のように一般ドックや検診とほとんど変わりません。もし、検診で異常が出れば、それを改善することで脳卒中のリスクも相対的に軽減するのですから、高いコストを支払って、脳ドックを受けてもしかたがないと思います。

ただ、私のような高血圧の家族歴がある人が、自分の脳内をビジュアル的に確認し、定期的にデータを蓄積していけば、脳卒中予防に一定の効果が期待できるかもしれません。

47 家族が、入院することになったら

家族が入院することになったら——。それが、軽い骨折や盲腸《もうちょう》など命にかかわることの少ないケガや病気ならまだ安心ですが、がん、心筋梗塞、脳卒中など生命リスクの高い病気の場合、家族に強い心労が重なります。

しかし、心筋梗塞と脳卒中の発作が起これば緊急入院ですから、家族や本人は病院を選んだり、治療を選択したりすることはできません。

問題は、がんなどで長期間の療養生活を強いられる場合。日本人の年齢別死亡率は新生児～乳幼児期を除くと、50歳前後から高くなります。私も死亡率が徐々に高まる50歳を過ぎたので、注意しなければなりませんが、この世代で入院となると、その多くががんが原因でしょう。しかし、この項は病気を特定しないで、一般的な話を進めていきます。

快適に入院生活を送るコツ

まず、病気やケガを抱えながら入院生活を快適に送るためには、医師や看護師によけいなことを聞かないこと。

たとえば、外出許可が出た場合、「時間内に帰ってくるので、○○まで行ってもいいですか」と、遠い場所に行きたいと言う患者さんがいます。医師や看護師は「遠すぎるから、ダメ」と言うしかありません。「患者さんの体力などを考えて」とは表向きの説明で、本音は「遠いところまで行って何かあったら、外出許可を出した病院の責任が問われる。だから絶対に許可できない」のです。

しかし、患者さんが「では、ちょっと出かけてきます」と遠くへ行っても、病院は関知しません。あとで責任を問われても、「外出許可は出しました。でも、そんなところへ行くとは知らなかったので」と、病院側は言《い》い逃《のが》れができます。

飲酒も同様です。「入院中にお酒を飲んでいいですか」と聞かれて、「いいよ」と言う医師や看護師は絶対にいません。入院する際の契約書にも、酒、喫煙は認めないといった条項があるはずです。

しかし、入院している人のなかにはラグビーの試合中に骨折したなど、若い患者さんもいます。彼らの体は基本的に健康ですから、たまには酒を飲みたいという気持ちも理解できます。ですから、酒を飲みたければ、病院に聞かずに病院の外で飲んで、そっと帰ってくればいいのです。

私の知人が20代の頃、山登りの最中に滑落《かつらく》して、腰椎の圧迫骨折で入院したことがありました。彼は腰から左腕にかけてギプスでガチガチに固定されていましたが、2週間ほどすると元気が戻り、猛烈にビールが飲みたくなったそうです。

しかし、ナースセンターで許可をもらうわけにはいきません。そこで、彼は外出許可が出るたびに、病院の近くの立ち飲み屋で（ギプスの影響で椅子《いす》に座《すわ》ることができなかったため）、ビールをひっかけていたそうです。看護師たちはおそらく気づいていたはずですが、退院するまで知らない振りをしてくれたそうです。

私の経験では、生真面目《きまじめ》な患者さんほど、「○○してもいいですか」と聞いてくる人が多いのですが、聞けば聞くほど行動範囲は狭まります。看護師たちも、「なんで聞いてくるのかしら。聞かれたらダメとしか言えないのにね」と言っています。

この感覚は、病院の内部にいた者にしかわからないかもしれません。ですから、私がなんらかの病気で入院することになっても、医師や看護師に「○○をしてもいいですか」など聞くことはありません。聞けば聞くほど、入院生活が制約されますから。もちろん、病状などにもよりますが。

個室か、大部屋か?

本人や家族が入院する際、個室を選ぶか大部屋にするかを迷う人が少なくありません。病状が芳《かんば》しくない、快適な療養生活を送ってもらいたいので個室にしたい、あるいは経済的な問題で大部屋を選択するしかないというケースもありますが、入院する人が通常の日常生活を送れるようなら、私は大部屋をおすすめします。

当社の若い社員数名に、病院の大部屋のイメージを聞くと、「プライバシーがない」「パソコンが使えない」「面会も遠慮がちになりやすい」「ひとつの部屋で多くの人が療養しているので、独特の臭《にお》いがする」といったネガティブな意見ばかりでした。

いっぽう、個室に対しては、「他の入院患者を気にしないですむ」「環境が良い」「ある程度自由に生活できる」という答えが多数で、「余裕があれば個室に入院したい」と全員が言っていました。

確かに、入院生活は何かと自由が制約されます。自由で個性的な生き方を好む人が多い若い世代では、個室派が多くなるのは当然かもしれません。

しかし、患者側の都合で個室を選択すると、差額ベッド代が発生します。差額ベッド代とは、保険適用外で入院患者に請求される病室の費用で、基本的には1～4人部屋に適用され、これらの病室を「特別療養環境室（特別室）」と言います。

ここで、「差額ベッド代は、個室だけではなく4人部屋でもかかるの？」という疑問が出てきませんか。

実は、特別療養環境室の基準は「1部屋4人以下」「1人あたりの床面積が6・4㎡以上」「プライバシーが確保されている」「私物《しぶつ》の収納設備がある」「個人用の照明・机・椅子などが完備されている」などと規定されているので、この条件にあてはまれば4人部屋でも差額ベッド代が発生することがあるのです。

差額ベッド代は、1人あたりの専有面積が大きくなればなるほど高くなります。厚生労働省の調査によると、1日差額ベッド代の最高額は36万7500円、最低額は50円。差額ベッド代の平均金額は5829円（1人部屋7558円・2人部屋3158円・3人部屋2774円・4人部屋2485円）です。

平均金額でも、月に17万円以上かかるのですから、患者さんやご家族にとっては大きな負担です。

ところで、「患者側の都合で個室を選択すると」と述べましたが、「大部屋を希望したのに空《あ》きベッドがない」「治療上の必要がある」「他の患者への感染を防ぐ」などの理由で特別療養環境室を使用した場合は、差額ベッド代を支払う必要はありません。このため、患者さんの都合で個室などを選択した時は、署名・捺印《なついん》をした同意書を病院側に求められます。

さて、ここまでで、特別療養環境室とは何かを理解できたのではないでしょうか。しかし、特別療養環境室に入院したからといって、保険診療を行なう限り、大部屋の患者と異なる「特別な医療」を、病院が提供してくれるわけではありません。そうであれば、入院は大部屋でいいのではないでしょうか。

最近は、面会に来た人と心置きなく話ができる談話室などを設置している病院が多くなりましたし、大部屋でもリラックスできる庭や静かに読書のできるスペースを用意している施設もあります。

かくいう私も、入院する時はおそらく4人部屋か大部屋を選択します。これはあくまでも個人的な理由ですが、勤務医時代に受け持った個室の患者さんは横柄《おうへい》だったりワガママだったりと、悪い印象の人が多かったのです。トラウマかもしれませんが、「個室の患者になるのはいやだな」というのが、医師である私の率直な気持ちです。

しかし、両親や妻が入院する場合、本人が希望すれば個室に入れるかもしれません。

病院選びの注意点

では、どのように病院を選んだらいいのでしょうか。高齢者や病気がちな家族を持つ人は気になるところでしょう。

書店には、いわゆる「名医本」や「○○に強い医師」などの書籍が所狭《ところせま》しと並んでいます。これらの本やインターネットを頼りに医師や病院を探すことを否定しませんが、掲載されている情報の信頼性という点については、いささか疑問が残ります。

たとえば、「がんに強い病院」という本があり、その根拠に「手術の成功率」「5年生存率」が挙げられているとします。しかし、手術の成功率や5年生存率は、がんの進行度により大きく異なります。早期がんばかり扱っている病院の手術成功例や5年生存率は高くなりますし、かなり進んだがんでも手術を行なう病院のそれは当然ながら低くなります。

このように、掲載されている情報の質・量により、病院の評価は大きく異なるので、注意が必要です。

病院の実力や評判を知るには、内部の人に直接聞くことが一番です。私たち医師は、大学病院や民間病院に知人が多いので、「A病院の○○科はどう」と聞けば、「いや、やめたほうがいい。あそこは最悪だよ」などと医療水準を含めてダイレクトに教えてもらえます。もちろん、「A病院の△△科はおすすめ」など、同じ病院でも科が違えば評価が異なることもめずらしくありません。

しかし、一般の人には無理でしょう。そのため、かかりつけ医などから情報を得ることになると思います。ところが、患者さんのために親身《しんみ》になって病院を探してくれるかかりつけ医ならいいのですが、実際には、出身大学の医学部や地域の基幹病院を紹介することがほとんどでしょう。

やはり、患者さんが病院内部の医療水準を知ることは困難と言わざるを得ません。とはいえ、病院の待合室で患者さんどうしの会話などから情報を得たり、看護師や薬剤師に聞いたりすることは可能です。

最近、「腹腔鏡下手術で18人が亡くなった」とマスコミを騒《さわ》がせた群馬大学医学部附属病院にしても、おそらくマスコミに暴《あば》かれる前に、院内ではさまざまな噂《うわさ》、情報が流れていたはずです。そのような情報を入手したいものです。

では、それも困難な場合はどうしたらいいでしょう。

その際は、初歩的ですが、病院内の清掃が行き届いている病院、トイレがきれいな病院を選びましょう。なぜなら、病院の経営が安定していないと、十分な清掃などはとてもできません。逆に経営が安定していれば、腕の良い医師を高額で雇うことができますし、十分な人数の看護師を抱えることもできます。

大学病院の医療水準は高低まちまちですが、大学病院の系列病院で経営が安定している病院には、かなり高いレベルを持った施設もあります。また、経営が抜群に安定しているブランド病院の医療水準もまちがいなく高いので、都内在住の人にはおすすめです。

48 家族が、手術することになったら

もし、あなたやあなたの家族が、なんらかの病気で肺や腹部の手術を受けることになったら、どのような手術法を選択しますか。

多くの人は、医師のすすめる手術をそのまま受けるのでしょうが、たとえば、その術式《じゅっしき》（手術法）が内視鏡を使うものなら、「その病気に対する標準術式なのか」「それとも新しい術式なのか」「その病院でどれくらいの歴史と手術件数があるのか」などを医師に確認してください。

開胸《かいきょう》、開腹《かいふく》手術は、どの病院でも行なわれているので、安全性は比較的確保されていますが、「体への負担が少ない」とされ、多くの病院で導入されている内視鏡手術は時として、事故につながることを知っておきましょう。

内視鏡手術とは、体に3〜15㎜の小さな孔《あな》を数カ所開け、そこから内視鏡や細い手術道

具を挿入し、テレビモニターを見ながら行なう手術です。手術部位によって、腹腔鏡（腹部）、胸腔鏡《きょうくうきょう》（胸部）、後腹膜腔鏡《こうふくまくくうきょう》（背中や下腹部）などに分類されますが、手術を行なうための十分なスペースを患部に作るために炭酸ガスを注入し、体腔《たいくう》を膨らませながら、手術は行なわれます。

最近は、内視鏡手術を進化させた「ロボット支援手術」という術式も登場しています。一般には「ダヴィンチ」と呼ばれます。この手術は、医師が患者に触れず、３Ｄ画像を見ながら、３本のアームを遠隔操作《えんかくそうさ》しながら行ないます。医師の指より繊細に、より確実にミリ単位の手術が可能になったと、マスコミなどで取り上げられることも多く、この機械を導入する施設も増えています。

前述のように、内視鏡手術にはリスクをともないます。日本の医師は、世界でトップクラスの技術を持っていますが、それでもたびたび内視鏡手術による医療事故が起こるのは、開胸手術や開腹手術に比べ視野が狭く、まれに血管や他の臓器を傷つけ、出血することがあるからです。

出血した場合、開胸、開腹手術は出血部位にガーゼをあてればすぐに止血《しけつ》できますが、内視鏡手術はそれが難しい。したがって、もし、大きな出血を見た場合は、開胸、開腹手術に切り替えます。このため、内視鏡手術を行なう際の同意書には「緊急時には開胸、開腹もあり得ます」という文言が必ず記載されています。

内視鏡手術は医師の技量により、手術結果が左右されることの多い手術です。もちろん、開胸、開腹手術でもそれは同様ですが、内視鏡手術よりは医師の技量は関係しません。極端な話を言えば、下手な医師でもリスクは少ない、ということです。

最近、簡単に内視鏡手術を受ける人が多いのですが、この手術にはリスクがあることを理解してほしいと思います。

硬膜外麻酔《こうまくがいますい》をすすめる理由

手術を受ける時、絶対に欠かせないのが麻酔です。麻酔は局所麻酔と全身麻酔に大別され、図表27のような種類があります。もし、私や家族が腹部の手術を局所麻酔で受けるとしたら、必ず硬膜外麻酔を選択します。

この麻酔は腰椎《ようつい》麻酔の一種ですが、腰椎にチューブを入れて3日〜1週間程度、持続的に麻酔薬を流すことができるため、患者さんは術後もほとんど痛みを感じません。さらに、麻酔薬も「キシロカイン」という古くから使われている薬で、副作用の心配もほとんど

図表27　麻酔の種類

分類	種類	説明
全身麻酔（意識をなくし、痛みを感じなくさせる）	吸入麻酔	呼吸により、麻酔薬を肺から摂取する
	静脈麻酔	静脈内に、麻酔薬を注射する
局所麻酔（意識を残し、体の一部を麻痺《まひ》させる）	表面麻酔	皮膚や粘膜《ねんまく》の表面に、麻酔薬を塗《と》布《ふ》する
	浸潤《しんじゅん》麻酔	部位周囲の皮内《ひない》または皮下《ひか》に、麻酔薬を注射する
	伝達麻酔	わきの下など、神経ブロックに麻酔薬を注射する
	脊椎《せきつい》麻酔	脊椎のくも膜下腔《まくかくう》に麻酔薬を注射する
	硬膜外《こうまくがい》麻酔	脊髄《せきずい》の周囲にある硬膜外腔《くう》に麻酔薬を注射する

どありません。

　しかし、硬膜外麻酔は、他の麻酔に比べて30分ほど時間がかかります。このため、手術患者さんが次から次に待機しているような大学病院では、難しいかもしれません。

　私が研修した大学病院でも手術が多く、麻酔医は〝てんてこ舞い〟でした。このため、吸入麻酔、脊椎《せきつい》麻酔などで手術を行ない、覚醒《かくせい》させ、病棟に帰していました。しかし、患者さんは麻酔が切れかかると痛がりました。腹部を30㎝も切っていれば、痛くて当然です。

　ところが、ある国立病院に外科の研

修医として出向した時、硬膜外麻酔のエキスパートのような麻酔医に出会いました。前述のように、硬膜外麻酔は通常の麻酔より時間がかかるのですが、その医師は平気で外科医を待たせていました。

そのため、外科医の評判は良くなかったのですが、術後の患者さんの状態を見れば、効果は一目瞭然《いちもくりようぜん》。手術後の痛みを完全にコントロールしていたのです。その時、私がいつか手術を受けることになったら、絶対に硬膜外麻酔を入れてもらおうと思ったのです。さらに、その麻酔医から手技《しゆぎ》を教わり習得しました。

この硬膜外麻酔は、「硬膜外チュービング」という胃がんの疼痛《とうつう》緩和にも用いられています。痛みの緩和のために持続的に麻酔薬を流すのですが、極度の疼痛対策が必要な症例以外、普通の手術では採用してくれない病院が多いと思います。

しかし、この麻酔にも保険点数はつきますし、麻酔医なら誰でもできるので、病院側に不利益はないと思います。私が手術を受ける時は、絶対にこの麻酔法を選択します。もし、病院が拒否するようなら、病院を替えてもいいとさえ思います。

心づけは逆効果!?

手術前に「明日はよろしくお願いします」と、医師に心づけを手渡す人が少なくありません。心づけを渡せば、「医師は一生懸命手術をしてくれる」と考えてのことでしょうが、その心づけが逆に医師のプレッシャーとなり、失敗する確率が高くなることもあります。病院の内部では、手術を失敗することが多いのは、「心づけをもらった時」「紹介患者」「肉親の手術」と言われています。

なぜなら、手術は本来、患者さんを無機質なものとして扱わなくてはなりませんが、心づけをもらえば「失敗したら顔向けできない」、紹介患者さんの場合は「失敗したら、紹介してくれた医師（病院）の顔を潰《つぶ》す」、まして肉親なら「絶対に死なせられない」と冷静な判断を下せなくなるのです。その結果、やらなくてもよいことを無意識に、あるいはあえて行ない、失敗するというパターンです。まさに「蛇足《だそく》を描《か》く」ということです。

逆に心づけをもらわなかったからといって、医師が手術で手を抜くことは絶対にありません。したがって、私は執刀医に心づけを渡す必要はないと思います。しかし、どうしても渡したいと思うなら、手術後がいいでしょう。

49 家族が、不妊治療を受けることになったら

「結婚後10年経《た》つのに、子どもができずに悩んでいます」「子どもが欲しいのに、授《さず》かりません」

実際に、不妊治療を受けている女性も少なくありません。不妊症とは、「妊娠を希望する男女が通常の性生活を送りながらも、1年以上経《へ》ても妊娠しない場合」と定義されます。というのも「正常に性生活を営《いとな》んでいれば、約80%の男女が1年以内に妊娠し、残り20%のうち10%が2年以内に妊娠する」というデータがあるからです。

ただ、結婚後5年目、6年目に子どもに恵まれたケースもあるので、1年間子どもができなかったからといって、不妊症と言えないのではないかと、私は思います。

しかし、子どもが欲しい女性にとって、定義はともかく、不妊は切実な問題でしょう。

私の家族の場合、娘が将来的に結婚し、子どもに恵まれなければ不妊治療を受ける可能性

図表28 女性の年齢と妊孕性《にんようせい》

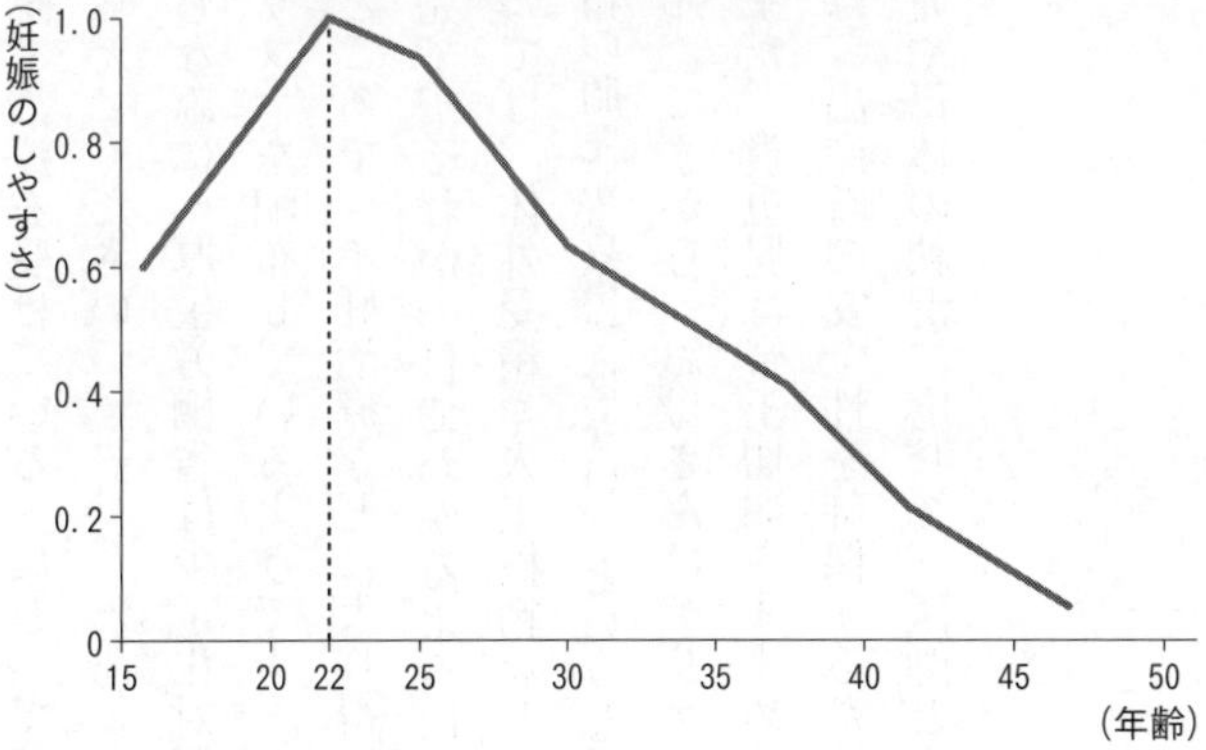

※22歳時の妊娠のしやすさを1.0とする

（O'Connor et al. 1998より）

が出てきます。

その時、私は娘に客観的なデータを見せながら「不妊治療をするなら37歳まで。それまでは、がんばってごらん。でも、37歳を過ぎたら、ひとつの区切りにしたほうがいい。不妊治療を長期間続けると、精神的にも肉体的にも負担が大きくなるから」とアドバイスを行なうと思います。

「妊孕性《にんようせい》」という言葉をご存じですか。一言で言えば、「妊娠のしやすさ」ということです。女性は20代前半から30代前半までは妊孕性が高いのですが、35歳くらいから急激に下がり、45歳あたりで0に近くなります（図表28）。

したがって、30代後半〜40代前半では、不妊治療の効果が現われにくいのです。現在、この年齢で治療を受けている人にとって、残念なデータでしょうが、これは生物的な特性と、とらえてください。

ちなみに、厚生労働省は少子化対策の一環として、高校の副読本にこのような「妊孕性グラフ」を配布しているようです。

ところで、不妊治療などにより得られた胎児を、医学界では「貴重児」と呼び、カルテを見て、それが一目《ひとめ》でわかるように判子《はんこ》を押している施設もあるようです。「親御《おやご》さんにとっては、体外受精や人工授精などさまざまな努力をして授かった貴重な赤ちゃん（自然受精の胎児が貴重ではない、という意味ではありません）」ですし、「医学的にも貴重な赤ちゃん」ですから、お母さんはデリケートに接してください、ということです。

また、貴重児は帝王切開をすすめられるケースが多く、とまどうお母さんもいます。これは、出産時の安全性を確保するためですが、現在は自然分娩《ぶんべん》を行なう医師もいるので、胎児や母体の状況に応じて、医師と相談して選択すればいいと思います。

50 家族が、余命宣告を受けたら

非常に重たいテーマです。余命宣告を受ける病気はおそらくがんでしょうから、35 36でも述べたように、私ならホスピスを選択します。しかし、家族が末期を迎えたら……、やはりホスピスをすすめますが、すこしでも命を長らえたいと家族が思うなら、家族の意思を尊重し、その病院で治療を継続するかもしれません。

なんとも曖昧《あいまい》な答えですが、医師としてがんの痛みでもがき苦しむ患者さんを診《み》てきた経験と、家族への思いが入り乱れ、とっさには判断できないと思います。

というのは、ホスピスは痛みを緩和するために、モルヒネや鎮痛剤を多用します。すると、どうしても死期が早まり、普通の病院なら3カ月生きられるところが、1カ月で終わることもあるのです。しかし、苦しみながら3カ月生きるのは本当につらいし、ご家族も苦しいと思います。

私は今でも覚えているのですが、研修医時代に肺がんで「痛い、痛い、苦しい」と1日中苦しんでいた患者さんの臨終に立ち会ったことがあります。肺がんですから呼吸は苦しいのですが、意識はクリアで、「私はこれから死ぬんだよね」などと言って、本当に息を引き取ってしまいました。

その時、私は当直でしたから、モルヒネを打ちたかったのですが、モルヒネを投与すると、さらに呼吸が抑制され、それを引き金にしてすぐに死んでしまうことがあるのです。それで、ご家族に「痛みを取るためにモルヒネを打ちますか。呼吸が抑制されて、ここで亡くなることもあります。どうしましょう」と言っても、泣いているばかりで明確な答えが返ってきません。ご家族は「死んでもいいから、打ってくれ」とは絶対に言いませんから。

しかし、私の判断でモルヒネを投与して患者さんが亡くなったら、医療訴訟を起こされかねません。つまり、痛みでのたうち回る患者さん、ご家族、医師、とまさに三すくみ状態のなか、患者さんは1日持ちこたえて臨終を迎えたのです。

このように、末期がんの患者さんがいる病院でも、モルヒネ使用の可否などをきちんと書類にしていません。そのために起こる悲劇です。

いっぽう、ホスピスは、主に痛みを緩和する施設ですから、このような悲劇は起こらないでしょう。たとえ、モルヒネ投与後1時間で亡くなったとしても、患者さんは痛みをほとんど感じることなく、安らかに逝《い》かれることでしょう。

医師の余命宣告は正確か？

テレビドラマなどでは、医師が患者さんやご家族に「余命3カ月」「余命6カ月」と宣告する場面がよく登場します。しかし、「3カ月」「6カ月」というのは、あくまでも統計上の推論ですから、あまり意味はありません。

このため、最近の医師は、患者さんがいよいよチェーンストークス呼吸（小さな呼吸と大きな呼吸、呼吸停止を周期的に繰り返す状態）に陥れば、「もっても、あと1〜2日です」と、ご家族に伝えるでしょう。しかし、意識があり、普通に会話ができる病状の場合、「余命」をはっきり言わないことが多くなりました。

その結果、「非常に危険な状態ですから、それほど長くないと思います」と言うケースが多く、患者さんに「長くないってどれくらいですか」と聞かれても、「まあ1〜2カ月、長くて半年くらいかもしれません」などと答えるようです。しかし、それはもっともです。患者さんがいつ亡くなるかなど、誰にもわからないのですから。

医師は経験した症例から余命を推定しますが、どうしても短めに言いがちです。なぜなら、患者さんに「3カ月」と言いながら、「2カ月」で亡くなられたら、言い訳のしようがありませんが、逆に6カ月生きてくれれば、ご家族に感謝されるからです。

ただ、医師に「3カ月、6カ月くらいでしょうか」と言われたら、「1年は生きられない」と覚悟して、まだ元気なうちに人生に悔いを残さないように、やり残したことをすべてやったほうがいいでしょう。

ですから、仮に家族ががんになり、余命いくばくもないとわかった場合、できる範囲でやりたいことをさせると思います。

もし、海外旅行などに行きたいと家族が思えば、万難《ばんなん》を排《はい》して連れていきます。がん患者さんの場合、飛行機の搭乗規定で医師の同伴を求められることがありますが、幸《さいわ》い私は医師ですから一緒に行けばいいだけです。しかし、余命宣告を受ける場合は、おそらくステージⅣですから、体力的に無理かもしれません。海外旅行などはステージⅢまでにしておくべきです。

いっぽう、子どもががんの末期に至ったらどうでしょう。

実は、私の友人の息子さんが、最近、肝臓がんで亡くなりました。30代でしたが、葬儀まで親戚や知人たちに知らせなかったそうです。というのも、当の本人が肝臓がんでの闘病を、「親戚に言うな、知り合いにも言うな。言えば、みんなが見舞いに来たりして迷惑をかける」と言っていたそうです。そのため、友人は私に相談はするものの、息子さんの意思を尊重し、周囲には黙っていたのです。

しかし、私から見て、ここ1年間、友人や奥さんは明らかにうつ状態でした。息子さんは本当に立派な死に方をしたと心から思います。しかし、限られた息子の命を見守る親の精神的なストレスは、想像を絶するものだったと推測します。

私の場合、子どもはまだ19歳ですが、彼がその境遇になったとしたら、「なんとしても助けたい」と思うでしょう。しかし、医師として末期がんに対する医療の無力さを知っているので、本人が望まない限り、「はじめに」でも触れた「藁《わら》にもすがる治療」や「一《いち》か八《ばち》かの治療」は選択しないと思います。なぜなら、それらの治療で「命をすこしでも長らえさせる」ことができるのかどうか、確信を持てないからです。

それより、ホスピスに入れ、痛みのコントロールをしながら、「今をどのように生きるか」「限られた時間をどのように前向きに生きていくか」を話し合うことでしょう。

これでは、ややきれいごとにすぎるでしょうか。どの親も、子どもに抱《いだ》く感情は特別ですから、私の気持ちもどのように揺れ動くか、その場にならないとわかりません。ただ、確実に訪れる死に対し、子どもが尊厳を持って臨《のぞ》めるようにすることが、親としての責務ではないかと思います。

私が望む人生の終わり方

本書の最後に、私が余命宣告を受けたらどうするか、を考えてみたいと思います。

医学生の誰もが学ぶ、スイスの精神科医エリザベス・キューブラ・ロスの「死の受容のプロセス」によると、末期患者が死を受け入れるまでのプロセスは、「否認（嘘《うそ》だ、何かのまちがいだと思う）」→「怒り（なんで私だけこんな病気になるんだ）」→「取引（社会のためになんでもするから、生かしてくれ）」→「抑うつ（私はなんのために生きてきたのだろう）」→「受容（限りある命を精一杯生きよう）」という5段階をたどります。

したがって、私が余命宣告を受けたら、最初は動転して、ジタバタすることと思います。さらに、医師として、一方的に痛みにさらされて亡くなるがん患者さんをたくさん見てきた経験から、「あんな形で死ぬのはまっぴらだ」と、怒りと恐怖が湧《わ》いてくるかもしれません。

しかし、最後は、キューブラ・ロスが言うように、死を受け入れるのでしょうが、自宅で家族に看取《みと》られて死ぬ生き方（死に方）は選ばないような気がします。

なぜなら、私は今、移植用の皮膚の培養に携わり、土日も休みなく働いています。ですから、残された日々のなかで、やり残したことをすべてやるとしたら、やはり仕事です。家族には申し訳ないのですが、「家庭人」より「仕事人」として人生を終わりたいという思いが強いのです。

そのため、何度も言うようですが、余命宣告を受けたらホスピスに入り、痛みのコントロールをしながら、最後の日まで仕事をしたいと思います。

私は、人間には「生命の寿命」と「社会的な寿命」のふたつの人生があると思います。私も50歳を過ぎて、死をなんとなく意識するようになってきました。もし、命の期日があるのなら、このふたつの人生に自分でケリをつけ、最後の瞬間を迎えたいと思っています。